Janina Friedrich

ASS Autismus-Spektrum-Störung

Ein Ratgeber für Eltern, Therapeuten und Pädagogen

RATGEBER

für Angehörige, Betroffene und Fachleute

Herausgeber:

DVE Deutscher Verband Ergotherapie

Janina Friedrich

ASS
Autismus-Spektrum-Störung

Ein Ratgeber für Eltern, Therapeuten und Pädagogen

Schulz-Kirchner Verlag

Bibliografische Information der Deutschen Bibliothek
Die Deutsche Bibliothek verzeichnet diese Publikation in der Deutschen Nationalbibliografie; detaillierte bibliografische Daten sind im Internet über http://dnb.ddb.de abrufbar.

Besuchen Sie uns im Internet: www.skvshop.de

3., überarbeitete und ergänzte Auflage 2023
2. Auflage 2018
1. Auflage 2015
ISBN 978-3-8248-1320-9 (ISBN der Vorauflage: 978-3-8248-1190-8)
eISBN 978-3-8248-9868-8 (ISBN der Vorauflage: 978-3-8248-0980-6)

Mollweg 2, D-65510 Idstein
Vertretungsberechtigte Geschäftsführer:
Dr. Ullrich Schulz-Kirchner, Martina Schulz-Kirchner
Titelfoto: © fresnel6 – Adobe Stock
Umschlagentwurf und Layout: Petra Jeck, Susanne Koch
Druck und Bindung: Plump Druck & Medien, Rolandsecker Weg 33, 53619 Rheinbreitbach
Printed in Germany

Inhalt

Vorwort zur Reihe 7

Einleitung 9

Was ist Autismus-Spektrum-Störung (ASS)? 11

ASS-Trias 12

Kommunikationsverhalten bei ASS 13

Interessen und Stereotypien bei ASS 14

Interaktionsverhalten bei ASS 15

Weitere Informationen zu Erscheinungsformen der ASS 18

Diagnosestellung und erste Schritte 19

Umgang mit der Diagnose 20

Was sagen wir dem Kind? 21

Therapie- und Förderungsmöglichkeiten bei ASS 23

Heilmittel 23

Ergotherapie 23

Sprachtherapie/Logopädie 25

Physiotherapie 26

Autismusspezifische Therapieangebote 26

Beratung 27

Betreuung 28

Förderung 28

Angewandte Verhaltensanalyse – ABA 29

Weitere etablierte Therapieansätze bei ASS 32

TEACCH 32

Marte Meo – aus eigener Kraft 33

EEG-Neurofeedback 34

Facilitated Communication (FC) 35

Unterstützte Kommunikation (UK) 35

PECS® 36

Tiergestützte Therapien 37

Delfintherapie 38

Reittherapie 38

Nahrungsmittelunverträglichkeiten und Biomedizin ... 39

Staatliche Unterstützungsmöglichkeiten ... 40
Eingliederungshilfe ... 40
Persönliches Budget ... 41
Leistungen der Pflege- und Krankenversicherung ... 42
Schwerbehindertenausweis ... 45
Sonderpädagogischer Unterstützungsbedarf (zuvor Förderbedarf genannt) ... 46
  Förderschwerpunkt Lernen ... 46
  Förderschwerpunkt geistige Entwicklung ... 47
  Förderschwerpunkt körperliche und motorische Entwicklung ... 47
  Förderschwerpunkt emotionale und soziale Entwicklung ... 47
  Förderschwerpunkt Hören und Kommunikation ... 48
  Förderschwerpunkt Sehen ... 48
  Förderschwerpunkt Sprache ... 48
  Förderschwerpunkt Autismus ... 48
Nachteilsausgleich ... 49

Integration und Inklusion ... 52
Integrationshelfer ... 56
  Logbuch ... 59
  Tipps für I-Helfer ... 61
  Sensorische Reize im Unterricht ... 62
Verstärkung in der Schule ... 65
Vertrag zwischen Frau Müller und Carlo ... 69

Schlussbemerkung und Checkliste bei Autismus ... 71
Checkliste bei Autismus ... 71

Abkürzungsverzeichnis ... 73

Links und Tipps ... 75

Literaturverzeichnis ... 76

| Vorwort zur Reihe

Die „Ratgeber für Angehörige, Betroffene und Fachleute" vermitteln kurz und prägnant grundlegende Kenntnisse (auf wissenschaftlicher Basis) und geben Hilfestellung zu ausgewählten Themen aus den Bereichen Ergotherapie, Sprachtherapie und Medizin. Die Autorinnen und Autoren dieser Reihe sind ausgewiesene Fachleute, die seit vielen Jahren als Therapeuten in der Behandlung und Beratung und/oder als Dozenten in der Aus- und Weiterbildung tätig sind. Sie sind jeweils für den Inhalt selbst verantwortlich und stehen Ihnen für Rückfragen gerne zur Verfügung.

Seit seinem erstmaligen Erscheinen 2015 stieß der Ratgeber auf große Resonanz, sodass er ein weiteres Mal aufgelegt wird. Für die neue Auflage hat die Autorin Janina Friedrich (ehemals Menze) den Ratgeber noch einmal durchgängig aktualisiert, neues Wissen ergänzt und viele Themen konkretisiert.
Der Ratgeber „ASS Autismus-Spektrum-Störung" basiert auf der langjährigen und umfassenden beruflichen Erfahrung der Autorin als Ergotherapeutin und qualifizierten Autismus-Beraterin. Janina Friedrich arbeitet mit Menschen mit ASS nicht nur in Deutschland, sondern auch international und hat schon mehrere Veröffentlichungen zu diesem Thema geschrieben.
Mit klaren und prägnanten Aussagen erläutert sie zunächst, was Eltern und Angehörige grundsätzlich in der Auseinandersetzung mit ASS bedenken sollten. Es folgen ein gut verständlicher Überblick über die möglichen Erscheinungsbilder der ASS sowie Tipps, was bei der Diagnosestellung zu beachten ist.
Den Schwerpunkt des Ratgebers bilden ausführliche Informationen zu verschiedenen Therapieoptionen, die es den Eltern erlauben, sich einen grundsätzlichen Eindruck von den therapeutischen Angeboten zu machen. Die Autorin gibt Tipps, worauf bei den einzelnen Therapieformen zu achten ist und welche Ziele jeweils verfolgt werden. Es fehlt auch nicht an kritischen Hinweisen, die bei der Auswahl der „richtigen" Therapie für das einzelne Kind zu berücksichtigen sind. Ein weiteres Kapitel zeigt die Unterstützungsmöglichkeiten auf, die Familien für sich in Anspruch nehmen können – einschließlich der verschiedenen möglichen Schulformen. Auch das Thema Inklusion wird in einem Exkurs behandelt.
Den Abschluss bilden eine Checkliste als Hilfestellung sowie diverse Links, Literatur- und Filmhinweise.
Der Ratgeber gibt somit einen guten Überblick über die Autismus-Spektrum-Störung und mögliche therapeutische Angebote und empfiehlt sich sowohl für Laien als auch Fachleute, die sich mit dem Thema auseinandersetzen wollen.

Wir hoffen, mit diesem Ratgeber dazu beizutragen, dass die Fördermöglichkeiten für Kinder mit ASS gut genutzt werden und sie gemeinsam mit ihren Familien und Angehörigen einen leichteren Weg in ihr Leben finden.

Andreas Pfeiffer
Herausgeber für den DVE

Genderhinweis: Aus Gründen der leichteren Lesbarkeit wurde überwiegend die männliche Sprachform verwendet. Dies bedeutet jedoch keine Benachteiligung des weiblichen/dritten Geschlechts, sondern soll im Sinne der sprachlichen Vereinfachung als geschlechtsneutral zu verstehen sein.

| Einleitung

Jedes Jahr werden weltweit immer mehr Kinder mit Autismus-Spektrum-Störung (ASS) diagnostiziert. Die Zahlen der Betroffenen variieren in den einzelnen Ländern stark. Derzeit sind laut autismus-verstehen.de mindestens 1 % der Deutschen von ASS betroffen. Die „National Autism Association“ der USA spricht mittlerweile von einem Kind unter 44 Neugeborenen und von einer sich rasant entwickelnden Epidemie.

Dieser Ratgeber wird nicht die Frage erörtern, wie Autismus entsteht. Er soll eine Handreichung für betroffene Familien, Mediziner, Therapeuten, Integrationshelfer (I-Helfer) und Pädagogen bieten, um die derzeit zur Verfügung stehenden Wege und Möglichkeiten aufzuzeigen, damit einem betroffenen Kind die bestmögliche Förderung und seiner Familie die beste Unterstützung gegeben werden kann. Da es einen wahren Dschungel von therapeutischen und pädagogischen Ansätzen, Fördermaßnahmen und Inklusionsstrategien gibt, kann dieser Ratgeber auch keinen Anspruch auf Vollständigkeit erheben.

Bitte bedenken Sie:

- Pädagogische/therapeutische Theorien gibt es ungefähr so viele, wie es Pädagogen/Therapeuten und Eltern von autistischen Kindern gibt.
- Jede gute Therapie/Lernmethode ist nur so gut wie die Therapeutin/Pädagogin, die sie umsetzt.
- Eine effektive und etablierte Therapie/Lernmethode kann durch eine nicht fachmännische Umsetzung eher schaden als fördern.
- Eine kompetente Therapeutin wird Ihnen bereitwillig genau erklären können, welche Ziele sie erreichen möchte, welche Strategien sie zum Erreichen dieser Ziele anwendet und welche Theorien diesen Herangehensweisen zugrunde liegen.
- Ein etabliertes Therapiekonzept muss nicht auch das geeignete für Ihr Kind sein, nur weil es einem anderen Kind genutzt hat. Andersherum könnte Ihr Kind von einer Methode stark profitieren, die bei einem anderen Kind keine nennenswerten Verbesserungen hervorrufen konnte.
- Populäre Therapien müssen nicht die besten für Ihr Kind sein, nur weil sie, beispielsweise durch die Medien, bekannter sind.
- Therapien, die ohne Freude für Ihr Kind und ohne Einbeziehung von Ihnen als Eltern geschehen, sind nicht empfehlenswert.

Sie als Eltern eines Kindes mit ASS sollten als Anwälte und „Sprachrohr" des Kindes über alle Fördermaßnahmen informiert sein und die Herangehensweisen und Wirkungsweisen verstehen, um für Ihr Kind Geeignetes von Ungeeignetem trennen zu können. Es ist sehr wichtig, dass Sie Ihren Blick und Verstand sensibilisieren, um auch einmal eine Entscheidung gegen eine Maßnahme treffen zu können. Werden in einer Förderplanung die Einbeziehung und detaillierte Beratung der Eltern abgelehnt, sollten Sie sich an eine andere Einrichtung wenden.

Es ist bei jeder Art von Förderung sinnvoll, regelmäßig (circa alle zwei Monate) Videos vom Spiel- und Sozialverhalten, von der Lernbereitschaft und den Kommunikationsfähigkeiten des Kindes anzufertigen. Solche Dokumentationen sind aussagekräftiger als jeder Entwicklungsbericht. Scheuen Sie zu Beginn der Förderungen nicht davor zurück, auch die sehr schwierigen Situationen zu filmen, wenn Ihr Kind beispielsweise stark unangemessene Verhaltensweisen oder Stereotypien in bestimmten Situationen zeigt. Anhand von manchmal auch kleinen Verhaltensveränderungen kann man später den Erfolg einer Fördermaßnahme bewerten.

Geben Sie Ihr Kind nicht in die Hände einer Therapeutin/Pädagogin, die Ihnen nicht erklären will oder kann, wie sie Ihr Kind behandelt, therapiert oder unterrichtet. Sie als Eltern müssen der Therapeutin vertrauen können und sich wohlfühlen.

Dieser Ratgeber soll dabei behilflich sein, für ein Kind mit der Diagnose ASS ein optimales Netzwerk an Therapie, Förderung, Sozial- und Lebensraum zu schaffen, damit es in unserer Gesellschaft gedeihen, an der Gesellschaft teilhaben und sich zu seinem vollen Potenzial entfalten kann.

Diese Aufgabe kann für Sie als Familie mit einem betroffenen Kind ein Kraftakt sein, der Sie oftmals an Grenzen führen wird. Behördengänge, Anträge für Therapien und Fördergelder, die Auswahl des Kindergartens und der geeigneten Schule, die Pflege des sozialen Netzwerkes des Kindes und des Freundeskreises der Eltern und Geschwister, die zeitliche Koordination der Förderungen neben der Schule – all das lässt Eltern ohne gute Beratung und Unterstützung oft verzweifeln.

In den folgenden Kapiteln soll über zustehende Fördergelder, entsprechende Rechte und Paragrafen aufgeklärt werden. Zudem werden die gängigsten Therapien und Förderansätze bei ASS, deren Konzepte und empirische Wirkungsweisen erläutert. Nicht zuletzt sollen Möglichkeiten vorgestellt werden, wie Eltern und Familien sich in Selbsthilfegruppen, Vereinen und Internetgruppen organisieren, sich gegenseitig helfen, austauschen und unterstützen können. Es werden Denkansätze aufgezeigt, wie Eltern selbst Unterstützung und Stärkung finden.

Viele Eltern möchten alles Menschenmögliche für ihre Kinder tun und brennen sich in diesem Prozess selbst so sehr aus, dass sie die Kraft verlieren, sich selbst zu organisieren. Eltern müssen Wege finden, Eltern und Ehe- oder Lebenspartner zu bleiben, und Geschwister sollen die Möglichkeit haben, Geschwister und Kinder oder Jugendliche sein zu dürfen.

| Was ist Autismus-Spektrum-Störung (ASS)?

Autismus-Spektrum-Störung (ASS) oder ASD (Autism Spectrum Disorder) ist der zusammenfassende Begriff für eine Bandbreite von Störungen, wie *Asperger-Syndrom, Atypischer Autismus, Frühkindlicher Autismus, High-Functioning Autismus, Kanner-Autismus oder nicht näher spezifizierte tiefgreifende Entwicklungsstörungen (PDD-NOS)*. Heutzutage werden all diese Begriffe unter ASS zusammengefasst, weil die Übergänge fließend sein können. Da unterschiedliche Schweregrade und Kombinationen von Verhaltensauffälligkeiten möglich sind, gibt es „den“ Autismus nicht (Poustka et al., 2009, S. 13). Der Begriff „Spektrum“ soll verdeutlichen, dass es sich bei Autismus um eine Störung handelt, die von starker geistiger Behinderung bis überdurchschnittliche Intelligenz reichen kann. Bei den Betroffenen unterscheiden sich Schwere und Ausmaß der Verhaltensprobleme deutlich. Besonders bestimmen Intelligenz und Sprachfähigkeit den Schweregrad der Störung (Poustka et al., 2009, S. 8).

Bei ASS können hirnorganische Veränderungen beobachtet werden. So stellte man fest, dass bei Kindern mit ASS Spiegelneuronen, welche unter anderem für die Imitationsfähigkeit ausschlaggebend sind, nicht wie bei typisch entwickelten Menschen funktionieren. Die neuronalen „Autobahnen“ scheinen sich im autistischen Gehirn in anderer Weise zu vernetzen.

Viele Kinder mit ASS zeigen deutlich geringere Eigenmotivation zum Lernen und eine geringere Kooperationsbereitschaft. Schafft man es, durch gezielten Motivationsaufbau und Verstärkung die Motivation zum Lernen und die Kooperation der Betroffenen zu stärken, kann es gelingen, Sprache und sogar Intelligenz positiv zu beeinflussen. Beim Asperger-Syndrom liegt keine Sprachverzögerung oder geringeres intellektuelles Leistungsvermögen vor. Bei diesen meist begabten Kindern wird ASS daher oft viel später erkannt als

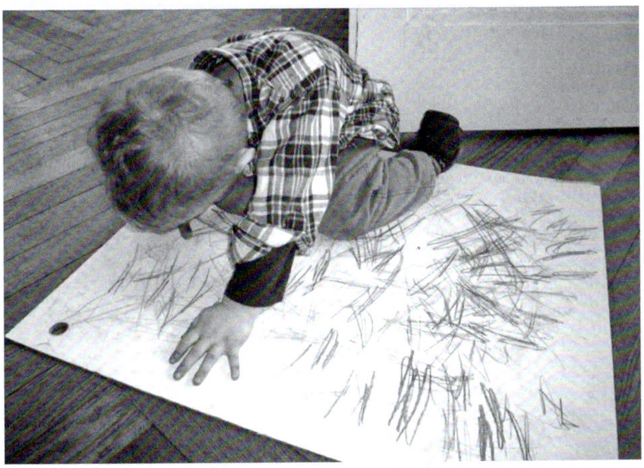

Abb. 1: Dieser Junge beschäftigt sich stundenlang mit einer Aktivitität

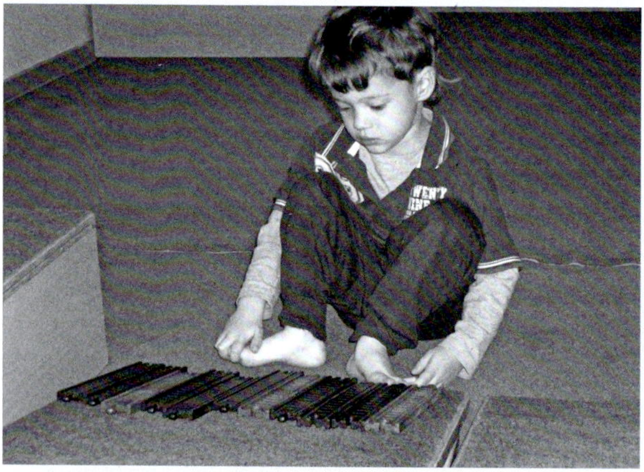

Abb. 2: Gegenstände aufreihen – am liebsten stundenlang

beim frühkindlichen Autismus (Poustka et al., 2009, S. 8).

Die Annahme, dass Autismus eine gestörte Bindung zu den Eltern zugrunde liegt, ist überholt. Jedoch kann Verwahrlosung, wie sie leider auch heutzutage in Kinderheimen von Entwicklungsländern vorkommt, autistische Verhaltensweisen auslösen. Ebenso können Störungen wie das KISS-Syndrom, Epilepsie oder genetisch bedingte Störungen, wie das Fragile X-Syndrom, Rett-Syndrom, Angelmann-Syndrom, AD(H)S oder Down-Syndrom, mit ASS einhergehen (Wend-Erdel, 2011, S. 11).

In 10 % der Fälle geht ASS mit organisch verifizierbaren Erkrankungen wie mit tuberöser Hirnsklerose, dem Williams-Syndrom, der unbehandelten Phenylketonurie oder Neurofibromatose einher (Poustka et al., 2009, S. 21).

Man ist sich heute einig, dass Autismus biologische, vermutlich hauptsächlich genetische Ursachen haben muss (ebd., S. 20). Autismus ist nach derzeitigen Erkenntnissen nicht heilbar, jedoch kann unter günstigen Umständen eine deutliche Abschwächung der Verhaltensprobleme erreicht werden (ebd., S. 7). 10–15 % der Betroffenen können eine unabhängige Lebensführung erreichen, weitere 10–20 % eine weitgehend unabhängige Lebensführung, wie es z. B. im betreuten Wohnen der Fall sein kann (ebd., S. 27). Jungen sind bis zu viermal häufiger betroffen als Mädchen (ebd., S. 14). Bei allen Formen von Autismus findet man drei Hauptkriterien, die auch Trias genannt werden (ebd., S. 14).

ASS-Trias

1. Besonderes Kommunikationsverhalten
2. Besondere Interessen und Stereotypien
3. Besonderes oder ungewöhnliches Interaktionsverhalten

Um Menschen mit ASS in ihren Fähigkeiten, Bedürfnissen und Besonderheiten auch in Hinblick auf Fördermöglichkeiten besser verstehen zu können, sollen hier einige typische Erscheinungsformen der Trias kurz erläutert werden.

Kommunikationsverhalten bei ASS

Bei bestimmten Formen von ASS entwickeln Kinder sehr früh einen ausgeprägten Wortschatz und funktionelle Sprache, wie beim sogenannten Asperger-Syndrom. In verschiedenen Quellen liest man jedoch, dass circa 50 % aller Menschen mit ASS nonverbal bleiben, also keine Sprache entwickeln (Nußbeck, 2009, S. 19). Poustka et al. (2009, S. 17) sprechen von einem Viertel aller Betroffenen, die ein Leben lang stumm bleiben. Viele Eltern berichten, dass sich Kinder mit ASS-Diagnose bis zum zweiten Lebensjahr typisch entwickelten und dann begannen, bereits erlernte Worte und Sätze zu verlernen. Viele Kinder mit ASS entwickeln jedoch bis zum dritten Geburtstag – dem Zeitpunkt, an dem eine ASS-Diagnose erfolgen sollte – keinerlei funktionelle Sprache, verbale Imitationsfähigkeiten oder spontane Lautartikulation, obwohl keine organische Störung vorliegt (ebd., S. 15). Andere Betroffene erlernen Sprache, setzen diese jedoch nicht sinnvoll ein. Sie wiederholen zum Beispiel immerzu Worte oder ganze Lieder und Phrasen von Hörspielen und TV-Sendungen (Echolalie), entwickeln (kreative) Wortneuschöpfungen (Neologismen) wie „Ich schatte mich", „Fledermappe" oder „Eselfant" oder können Pronomen nicht sinngemäß einsetzen (Pronominalumkehr). Sie sagen: „Möchtest du einen Keks?", wenn sie eigentlich meinen: „Ich möchte einen Keks!" Es kommt ebenso häufig vor, dass ein Kind mit ASS von sich in der dritten Person („er/sie") spricht oder seinen eigenen Namen anstatt „ich" verwendet.

Oftmals nehmen Menschen mit ASS alles zu wörtlich, verstehen keine Ironie, Sarkasmus, Sprichwörter oder Wortspiele wie: „Ich mache mich auf die Socken!" Sie können nicht „zwischen den Zeilen lesen", da es ihnen schwerfällt, Körpersprache, Tonfall, Mimik und Gestik zu deuten. Wegen mangelnder Mimik und Gestik ist es meist ebenso schwer, das Befinden von ASS-Betroffenen zu deuten. Sie adaptieren oftmals nicht auf natürliche Weise Körpersprache, erwidern Lächeln nicht unbedingt und eignen sich auch nicht auf natürliche Weise, durch Beobachtung, die Gestik und Mimik an, die einen Großteil der Kommunikation neurotypischer[1] Menschen ausmacht. Der Grund, warum sich Sprache und non-verbale Kommunikationsfähigkeiten bei vielen Menschen mit ASS nicht wie bei typisch entwickelten Kindern ausbauen, kann mit der eingeschränkten Imitationsfähigkeit erklärt werden. Typisch entwickelte Kleinkinder versuchen aus innerer Motivation heraus Laute, Worte und Handlungen zu imitieren und lernen wie selbstverständlich zu sprechen. Die selbstverständliche Fähigkeit zur spontanen Imitation haben viele Menschen mit ASS nicht (Poustka et al., 2009, S. 16). Wenn dadurch im Kleinkindalter die Worte ausbleiben, steigt meist die Frustration. Da sich das Kind nicht anders aus-

1 Als „neurotypisch" werden Menschen charakterisiert, deren Entwicklung und Status mit dem übereinstimmen, was die meisten Menschen als „normal" bezüglich der sprachlichen Fähigkeiten und Sozialkompetenzen betrachten. Zuerst wurde der Begriff von der Autism-Rights-Bewegung als eine Bezeichnung für Nicht-Autisten eingeführt. Inzwischen wird der Begriff auch von Wissenschaftlern aufgegriffen.

drücken kann, setzt es mehr und mehr unangemessenes Verhalten wie Schreien und Weinen ein, um seine Bedürfnisse mitzuteilen. Wird einem Kind in dieser Zeit nicht beigebracht, eine alternative, angemessene Kommunikationsmöglichkeit, wie z. B. Bilder, Zeichen oder Worte, zu nutzen, können sich unangemessene Verhaltensweisen als bewährtes Kommunikationsmittel festigen. Es ist wichtig zu erwähnen, dass ein Mangel an Imitationsfähigkeit kein Hinweis auf mangelnde Intelligenz sein muss! Viele Kinder mit ASS reagieren kaum auf Ansprache und wirken geradezu gehörlos (Poustka et al., 2009, S. 7 und 27).

Kinder mit sogenanntem Asperger-Autismus erwerben oft schon früh einen ausgeprägten Wortschatz. Dennoch fällt es ihnen im Umgang mit anderen Menschen schwer, sich angemessen mitzuteilen und andere zu verstehen. Viele sprechen monoton oder mit einer seltsam anmutenden Betonung. Sprache wird von Menschen mit ASS nicht in erster Linie zum sozialen Austausch eingesetzt. Dialoge oder Gespräche zu entwickeln, bereitet ihnen große Schwierigkeiten.

Interessen und Stereotypien bei ASS

Bei allen Menschen mit ASS kann man begrenzte, sich wiederholende und stereotype Verhaltensmuster, Interessen und Aktivitäten beobachten. Die meisten Menschen mit ASS suchen aufgrund einer Wahrnehmungsverarbeitungsstörung intensive, sich wiederholende Reize und Rituale, die anscheinend eine beruhigende Wirkung haben. Oft beobachtet man wiederholtes, intensives Schaukeln oder Händewedeln, das Wiederholen gleicher Handlungen, wie das Rieseln mit Steinen, Murmeln oder Sand, das Rollen mit Rädchen, Bällen oder Röhren oder das Aneinanderreihen von Gegenständen. Andere beschäftigen sich stundenlang mit dem Wasserhahn, mit Pendeln, Kreiseln oder Lichtspielzeug. Diese selbststimulierenden Verhaltensweisen werden auch „Stimming" oder Stereotypien genannt. Viele Betroffene scheinen weniger Schmerz zu empfinden, sie suchen gezielt starke Reize wie Trampolinspringen, quetschen sich unter Matratzen ein oder springen von Schränken (Poustka et al., 2009, S. 9). Ein Gefahrenbewusstsein ist dabei oft kaum vorhanden.

Auf der anderen Seite vermeiden Kinder mit ASS häufig auch konsequent bestimmte Reize. Sie entwickeln z. B. starke Abneigungen gegen bestimmte Stoffe, Kleidungsstücke, Orte, Geräusche, Gerüche, Nahrungsmittel oder andere Gegenstände. Auch starre Vorlieben sind vorhanden. So kann z. B. die Vorliebe für gewisse Speisen zu gestörtem Essverhalten mit Mangelernährung führen. Viele zeigen eine starke Bindung an ungewöhnliche Gegenstände, wie Schneebesen oder einen Kugelschreiber, können jedoch Spielsachen nicht angemessen einsetzen. Manche zeigen starkes Interesse für ganz bestimmte Beschäftigungen, die sie dann oft intensiv und ohne Variation ausführen. Viele Kinder lernen z. B. alle Flaggen, Straßennamen oder Zuglinien auswendig, können alle Länder

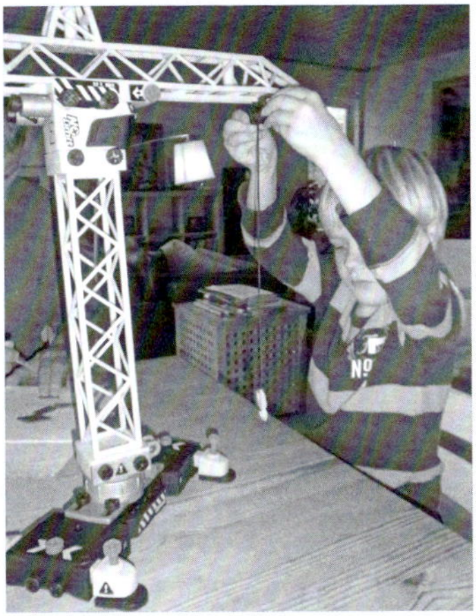

Abb. 3: Dieser Junge stimuliert sich mit Pendelbewegungen

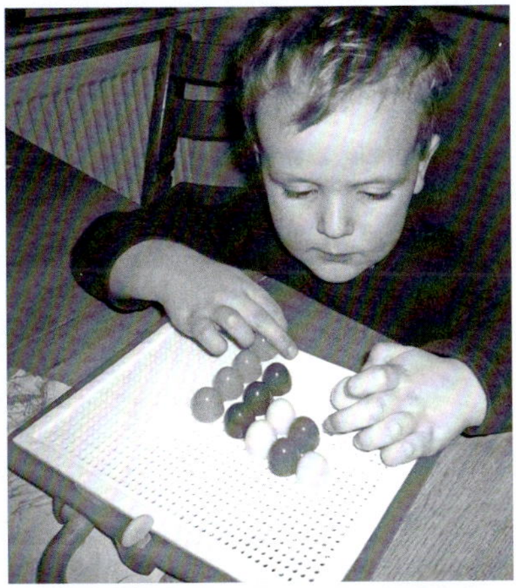

Abb. 4: Ein Junge mit einem ausgeprägten Ordnungssinn

oder Meerestiere benennen und wollen sich auch nur über „ihre“ Themen unterhalten (Wend-Erdel, 2011, S. 12–13). Es können bei ASS auch ungewöhnliche Fähigkeiten wie Inselbegabungen auftreten. „Savants“, wie geniale Wunderkinder oft genannt werden, sind unter Menschen mit ASS allerdings eher die Ausnahme (Poustka et al., 2009, S. 22). Das Bestehen auf festen Routinen und Gewohnheiten kann bei Menschen mit ASS sonderbare, geradezu zwanghafte Züge annehmen. So werden Veränderungen im Tagesablauf abgelehnt, bestimmte Rituale müssen eingehalten werden, um Irritationen und Wutausbrüche zu verhindern, und Gegenstände müssen jederzeit auf gleiche Weise arrangiert sein.

Interaktionsverhalten bei ASS

Wahrnehmungsstörungen und eingeschränkte Interessen haben, wie das andersartige Kommunikationsverhalten, auch direkten Einfluss auf das Sozialverhalten. Bei Kindern fehlt oft das „So-tun-als-ob-Spiel“. Sie spielen entweder ganz für sich allein oder neben anderen Kindern, aber sehr selten mit anderen Kindern (Nußbeck, 2009, S. 18). Der Rückzug von anderen Menschen in eine eigene Welt wird meist als Hauptkriterium für Autismus angesehen. Der Begriff Autismus bildet sich aus den griechischen Wörtern autos = selbst und ismos = Zustand (Wend-Erdel, 2011, S. 11). Menschen mit ASS haben meist eine mangelnde „Theory of mind“. Darunter versteht man die Fähigkeit, sich in den Standpunkt und Blickwinkel anderer Personen versetzen zu können, anderen Menschen eigene Gedanken, Meinungen und Gefühle zuzuschreiben. Menschen mit ASS kennen meist nur ihre eigenen Gedanken, Emotionen. Es ist für sie schwer, zu verstehen, dass jedes Individuum für sich

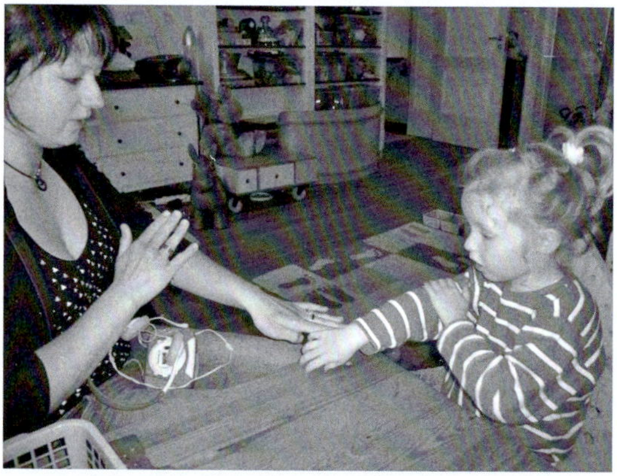

Abb. 5: Imitationsverhalten muss bei vielen Menschen mit ASS erst gezielt beübt werden

eine eigene andere Wahrnehmung und einen eigenen Blick auf das Geschehen hat.

Für die meisten Menschen mit ASS ist es schwer, Freundschaften aufzubauen und zu erhalten. Ihr Verhalten wird oft als seltsam wahrgenommen. Es gibt jedoch auch Betroffene, denen eine Rolle als Außenseiter nichts ausmacht, da sie kein starkes Bedürfnis nach sozialer Interaktion haben und andere Menschen als anstrengend empfinden. Andere sehnen sich nach Zugehörigkeit und Freunden, die sie verstehen. Viele Kinder mit ASS verweigern den Kontakt zu Gleichaltrigen, suchen nur vereinzelt Kontakt zu Erwachsenen, wobei sie sich häufig unbeholfen, sozial unangemessen oder distanzlos verhalten. Ihnen fehlt oft das Verständnis für Gefühle, Gedanken, Wünsche, Erwartungen und Vorstellungen anderer. Regeln und Normen werden schlecht verstanden und das Interesse an anderen Menschen ist eingeschränkt (Poustka et al., 2009, S. 16). Sie suchen weniger Hilfe oder Trost bei anderen Menschen oder verweigern, diese anzunehmen. Oftmals haben sie kein Konzept davon, wie, wann oder warum man andere Menschen tröstet oder ihnen hilft. Es gibt ASS-Betroffene, die Augen- oder Körperkontakt verweigern. Viele lieben jedoch Interaktion, mögen es, gekitzelt und gehalten zu werden, lieben es, zu toben und im Zentrum der Aufmerksamkeit zu stehen.

Es kommt vor, dass ein Mensch mit ASS aggressives oder autoaggressives Verhalten entwickelt, was eine Integration besonders erschwert. Viele Kinder mit ASS zeigen zudem ausgeprägte Probleme beim Schlaf-wach-Rhythmus und andere Verhaltensauffälligkeiten, die das Familienleben stark belasten können (Poustka et al., 2009, S. 23).

Die Scheidungsrate ist bei Eltern von Kindern mit ASS sehr hoch. Nehmen Sie daher Hilfe in Anspruch, wie systemische Familienhilfe oder Marte Meo, um als Eltern wieder als Team zusammenzufinden und eigene Stärken und Ressourcen zu erkennen, damit Sie die Aufgabe, mit der das Leben Sie bedacht hat, annehmen können.

Viele Kinder mit ASS entwickeln herausforderndes Verhalten. „Autistisches Verhalten" gibt es nicht. Jedes „unangemessene" Verhalten ist das Ergebnis eines Lernprozesses. Verhalten hat immer einen Grund und einen Sinn. Es gibt frühkindliche Verhaltensmuster, die bei einer neurotypischen Entwicklung von neuen Verhaltensweisen abgelöst werden, bei vielen Menschen mit ASS jedoch bestehen bleiben. Dies geschieht, wenn ein Verhalten (z. B. Schreien) für ein Individuum mindestens einem Zweck dient (z. B. einen Gegenstand bekommen oder Aufmerksamkeit bekommen) und zur Erfüllung dieses Zweckes kein anderes Verhalten (z. B. gesprochene Worte) erlernt beziehungsweise vermittelt wird. Identifiziert man also ein Verhalten, welches reduziert werden soll, muss analysiert werden, welchem Zweck es dient. Dann wird ein alternatives angemessenes Verhalten vermittelt, das dem gleichen Zweck dient. Stereotypien verschiedenster Formen finden sich auch in der Entwicklung neurotypisch entwickelter Kinder, werden jedoch im Laufe der Zeit durch komplexeres Verhalten abgelöst. Bei Menschen mit ASS bleiben Stereotypien oft unbestimmt lange erhalten, wenn ein Individuum einen besonders wertvollen Reiz in dieser Handlung findet. Es kommt vor, dass Kinder mit ASS vermehrt unangemessenes Verhalten entwickeln, welches die Inklusion erschwert oder gar gefährdet. Häufig geschieht dies nach einem Wechsel der Schule, der Klasse, der Lehrer, des I-Helfers, nach Trennung der Eltern oder ähnlichen einschneidenden Veränderungen. Entsteht Problemverhalten, sollte man zügig die Autismusfachstelle um Rat fragen, um einer weiteren Verschlimmerung entgegenzuwirken, besonders, wenn es sich um aggressives oder autoaggressives Verhalten handelt. Wird das Verhalten auch nach Wochen immer mehr zum Problem, muss ein Hilfeplangespräch einberufen werden. Bei einem solchen Gespräch setzen sich die Leistungserbringer der Eingliederungshilfe (Amt), der Arbeitgeber des I-Helfers, der I-Helfer, die Lehrer, Förderlehrer, Autismusberater/-therapeuten, ABA-Berater und Eltern des Kindes zusammen, um Löcher im Helfernetzwerk des Kindes zu flicken. Es muss geklärt werden, wer der Familie oder Schule im täglichen Leben Rat, Anleitung und Hilfestellung geben kann, um die problematische Entwicklung aufzuhalten und um angemessenes Verhalten gezielt aufbauen zu können. Es wird von einigen Therapeuten behauptet, dass man da nichts machen könne, da das unangemessene Verhalten einfach auf den Autismus zurückzuführen sei. Solche Aussagen sind unprofessionell und sogar gefährlich. Man suggeriert mit solchen Äußerungen den Bezugspersonen des Kindes, dass man das unangemessene, vielleicht sogar aggressive Verhalten hinnehmen müsse und nicht ändern kann. Somit versucht man erst gar nicht, dem Kind zu helfen. Als Resultat verschlimmert sich das Verhalten, bis das Kind nicht mehr integrierbar oder beschulbar ist. Es gibt aber heutzutage sehr wohl gute, wissenschaftlich fundierte und vor allem sehr effektive Strategien, um angemessenes Verhalten aufzubauen und die problematische Abwärtsspirale zu durchbrechen. Wenn ein Therapeut nicht über diese Kompetenzen verfügt, wäre es angebracht, wenn er sagen würde: „Das übersteigt meine Kompetenzen, da muss ein Profi ran!“

Weitere Informationen zu Erscheinungsformen der ASS

„Der Unterschied zwischen hochfunktionalem und niedrigfunktionalem Autismus ist, dass hochfunktional bedeutet, dass die Schwächen ignoriert werden und niedrigfunktional bedeutet, dass die Stärken ignoriert werden!“ (Laura Tisconik)

Um einen noch umfangreicheren Eindruck von ASS zu bekommen, ist es empfehlenswert, sich durch weitere Fachliteratur, verschiedene Filme und Dokumentationen über ASS (siehe Filmverzeichnis im Anhang) sowie Autobiografien von Menschen mit ASS fortzubilden. Bekannte Autobiografien von deutschen Autoren mit ASS sind Nicole Schusters „Ein guter Tag ist ein Tag mit Wirsing“ sowie „Buntschatten und Fledermäuse“ von Axel Brauns. International bekannte Persönlichkeiten mit ASS-Diagnose sind der „Savant“ Daniel Tammet und die Professorin für Tierwissenschaften, Temple Grandin, die ebenfalls autobiografisch sowie aus wissenschaftlicher Sicht einige Bücher zum Thema Autismus verfasst hat. Ihr Leben ist im Film „Temple Grandin“ zu sehen. Geben Sie bei „Youtube“ Begriffe wie „Leben mit Autismus“ oder „Förderung Autismus“ ein und nehmen Sie sich einige Abende Zeit, um sich dieses interessante Syndrom aus unterschiedlichen Sichtweisen erörtern zu lassen. Es gibt mittlerweile nicht nur bewertende Dokumentationen aus Sicht der „Normalen“, sondern auch viele Medien, die die Sichtweise von ASS-Betroffenen zeigen. So erfährt man auch, dass die „Autism-Rights-Bewegung“ Nicht-Autisten die Bezeichnung „Die Neurotypischen“ gegeben hat.

Diagnosestellung und erste Schritte

In den USA wurden diagnostische Verfahren entwickelt, um Kinder bereits in einem frühen Alter von 10 Monaten diagnostizieren zu können (www.firstsigns.org). In Deutschland gibt es leider noch nicht genügend Fachärzte, die die Diagnose ASS stellen können, da das Thema Autismus erst seit Mitte der neunziger Jahre auf dem Studienplan deutscher Ärzte steht und die Zulassung zur Diagnosestellung spezifischer Fortbildungen bedarf. Prädiagnostische Verfahren sollten jedoch auch in Deutschland zu einem Zeitpunkt von 18 Monaten verfügbar sein. Eine explizite Diagnose erfolgt optimal um den dritten Geburtstag herum, was leider in Deutschland noch zu selten der Fall ist. Die meisten Kinder werden leider spät, also erst nach dem vierten Lebensjahr, diagnostiziert. Meist ist der erste Anlaufpunkt zur Diagnosestellung das Sozialpädiatrische Zentrum (SPZ) oder eine sogenannte Frühförder- oder Früherkennungsstelle.

Da man ASS noch nicht anhand körperlicher Merkmale diagnostizieren kann, gibt es zur Befunderhebung Fragebögen, Interviews und Beobachtungsinstrumente. Ein Testverfahren dauert in der Regel einige Stunden. Gängige diagnostische Verfahren sind zum Beispiel das Autism Diagnostic Observation Schedule (ADOS), das Autism Diagnostic Interview Revised (ADI-R), die Childhood Autism Rating Scale (CARS) und die Autism Behavior Checklist (ABC). Unterstützende Methoden sind der Fragebogen zur sozialen Kommunikation (FSK) und die Skala zur Erfassung der sozialen Reaktivität (SRS).

Meist werden genetische Tests hinzugezogen und mögliche andere Störungen wie Hör- oder Sehschwäche müssen ausgeschlossen werden. Wenn zunächst keine konkrete ASS-Diagnose gestellt werden kann, bekommen viele Kinder zumindest vorerst eine „Verdachtsdiagnose“ oder eine Übergangsdiagnose wie „Verhaltensauffälligkeiten“ oder „Entwicklungsverzögerung“. Mit einer solchen Diagnose hat man Zugang zur Frühförderung, kann heilpädagogische Familienhilfe in Anspruch nehmen oder kann sich durch den Kinder- oder Hausarzt Physio-, Ergo- oder Sprachtherapie für sein Kind verordnen lassen. Man sollte keine Zeit verstreichen lassen und selbst bei einem Verdacht auf ASS so schnell wie möglich die ersten Fördermaßnahmen in Anspruch nehmen. Die Mitarbeiter der Frühförderung helfen Eltern auch bei der Auswahl und Suche eines geeigneten Kindergartens. In einigen Bundesländern begleitet die Frühförderung Kinder auch bis zum Schuleintritt und unterstützt Familien somit auch beim Prozess der geeigneten Schulauswahl und Schulvorbereitung.

Wenn Sie eine Frühförderstelle aufsuchen, können Ihnen die Mitarbeiter beim Antrag für die Kostenübernahme behilflich sein. Die Fachkräfte in der Frühförderung sind meistens

Heilpädagogen oder Ergotherapeuten. Jeder Frühförderer arbeitet je nach Erfahrungsschatz und Fortbildungen anders. Sehr geeignete Formen der Frühförderung bei Autismus sind Psychomotorik nach Aucouturier und Marte Meo.

Umgang mit der Diagnose

Viele Eltern von Kindern mit ASS ahnen schon lange, dass „etwas" mit ihrem Kind nicht stimmt, und reagieren geradezu erleichtert, wenn das „Problem" nun endlich einen Namen hat. Oftmals haben sie eine wahre Odyssee von Arztbesuchen, Testungen und therapeutischen Begutachtungen hinter sich. Viele Eltern wurden vertröstet mit: „Das wird sich schon noch entwickeln, er ist einfach ein Spätzünder!" Andere Eltern möchten auch keine Diagnose, da sie eine Stigmatisierung des Kindes befürchten, wenn es eine ASS-Diagnose bekommt, und verheimlichen, dass mit ihrem Kind „etwas nicht stimmt".

Jedoch kann das offensichtlich „seltsame Verhalten" des Kindes wiederum stigmatisierend auf die Eltern wirken. Ermutigend sind populäre T-Shirts für Kinder mit der Aufschrift: „Ich habe Autismus – und was ist dein Problem?", „Ich habe Autismus – und was ist deine Superkraft?" oder für Eltern: „Ich erziehe ein Kind mit Autismus – und was ist deine Superkraft?"

Eltern von Kindern mit ASS werden häufig sozial ausgegrenzt. Sie sind schnell den beurteilenden Blicken von Passanten ausgesetzt, wenn sich ein Kind nicht der Norm

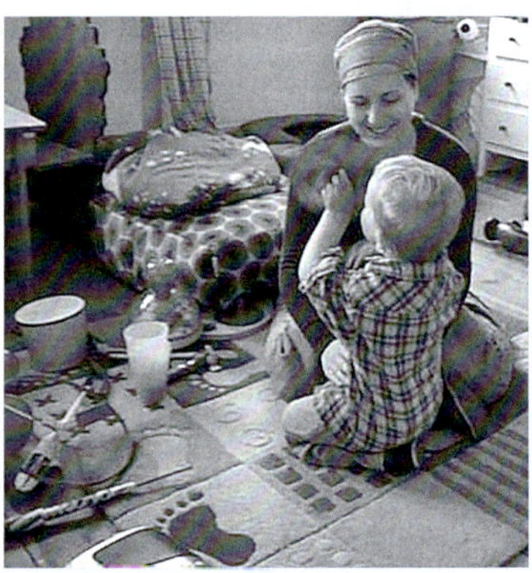

Abb. 6: Die Förderung kann nicht früh genug beginnen

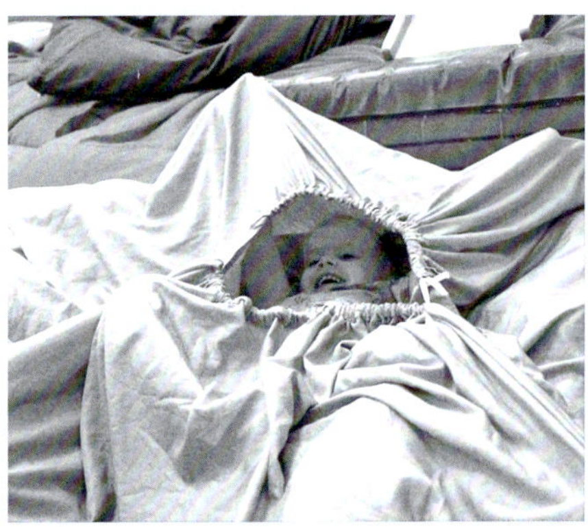

Abb. 7: Keine Therapie ohne Spaß

entsprechend verhält. Da ASS am äußeren Erscheinungsbild nicht erkennbar ist, sieht man dem Kind nicht an, dass es eine ASS-Diagnose hat.

Hat man den Mut, „das Problem“ frei auszusprechen, wird man auch weniger von unverständlichen Blicken heimgesucht. Natürlich kann es nicht Ihre Aufgabe sein, jeden Passanten über die Besonderheit Ihres Kindes aufzuklären, jedoch sollten Sie mit einigen selbstsicheren, bedachten und stichhaltigen Phrasen unterwegs sein wie: „Bitte googeln Sie ‚Autismus‘, dann wissen Sie, was unser Problem ist!“ Die meisten Menschen weichen bei so einer direkten Konfrontation respektvoll zurück und werden hoffentlich Ihren freundlichen Rat annehmen.

Ist die Diagnose gestellt und der erste Schock erst einmal überwunden, sind die meisten Eltern zunächst einmal ratlos. An welche Stellen soll man sich wenden? Welche Therapien stehen dem Kind zu und welche Prognosen gibt es, die die Hoffnung auf Verbesserung stärken können?
Sie sollten umgehend damit beginnen, in Erfahrung zu bringen, welche Förderungen Ihrem Kind zustehen. Dazu sollten Sie sich zunächst bei Ihrem Kinderarzt, dem SPZ oder der Klinik informieren, die die Diagnose gestellt haben. Sagt Ihnen ein Arzt: „Da kann man leider nichts machen!“, können Sie sicher sein, dass er bedauerlicherweise nicht über umfassende Kenntnisse aktueller Fördermöglichkeiten verfügt.

Was sagen wir dem Kind?

Gewöhnen Sie sich an, von ASS nicht als Behinderung oder Störung, sondern als „Besonderheit“ zu sprechen. Das gilt vor allem dann, wenn das Kind selbst beginnt, sich mit anderen zu vergleichen, und merkt, dass „etwas“ mit ihm nicht stimmt oder es irgendwie „anders“ ist. Viele Kinder werden im Laufe ihres Lebens fragen: „Was stimmt nicht mit mir?“ oder: „Warum bin ich so?“ Auf diese Fragen sollten Sie vorbereitet sein.

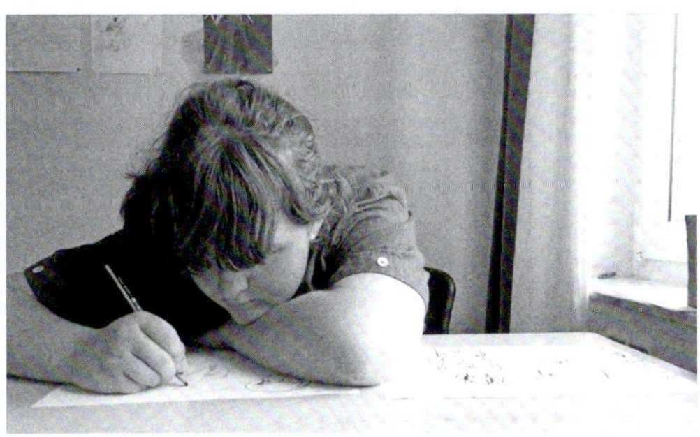

Abb. 8: Jugendliche sollen ihre Fähigkeiten und Talente entfalten können

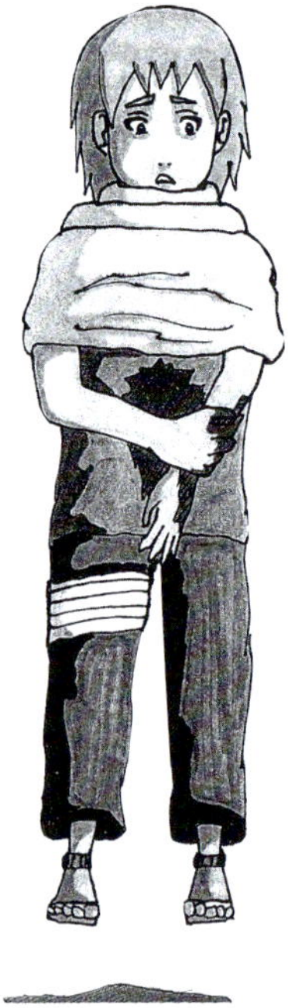

Abb. 9: Verletztes Kind – Zeichnung einer 14-jährigen Asperger-Autistin

Nicole Schuster beschreibt, dass es für sie wie eine Erlösung war, als sie im Alter von 16 Jahren (endlich) eine Asperger-Diagnose erhielt. Für sie bedeutete die Diagnose, dass es einen Grund hat, warum sie im Vergleich zu anderen Menschen so „anders" denkt und fühlt. Nach Depressionen und Selbstzweifeln konnte sie sich nun über ASS informieren und ist mittlerweile selbst eine gefragte Referentin und Autorin zum Thema. Es gibt viele bekannte Menschen mit ASS, die sich in Wissenschaft, Kunst und Kultur einen Namen gemacht haben. Geben Sie Ihrem Kind eine Liste mit Beispielen berühmter Menschen mit ASS und erzählen Sie von deren Errungenschaften und Fähigkeiten. Stellen Sie klar, dass die Besonderheiten, die bei ASS zu finden sind, außerordentliche Stärken sein können, die neurotypische Menschen oft nicht haben. Zum Beispiel haben viele ASS-Betroffene die Fähigkeit, eine extreme Fokussierung für einen Fachbereich aufzubringen. Unter Experten für Computer, Architektur, Mathematik, Physik, Biologie oder Maschinenbau findet man nicht selten Menschen mit ASS. Vielleicht lesen Sie mit Ihrem Kind zusammen Autobiografien von Menschen mit ASS. Auch Ihr Kind wird bestimmte Stärken haben! Versuchen Sie Ihr Kind in allen Lebenslagen zu loben und zu fördern. In Familien, in denen ASS ausschließlich als Problem empfunden wird, werden die Betroffenen im Laufe ihres Lebens mit hoher Wahrscheinlichkeit eine Depression entwickeln. Ein selbstbewusster und offener Umgang mit der Diagnose kann jedoch dazu führen, dass ein Mensch einen gewissen Stolz auf seine Besonderheit entwickeln kann.

Es gibt auch Internetforen für Menschen mit ASS, die eine tolle Möglichkeit bieten, andere Betroffene kennenzulernen. Einige Menschen mit ASS bevorzugen sogar einen Freundeskreis aus anderen Menschen mit ASS. Viele Menschen mit ASS sehen Autismus als normalen und wünschenswerten Teil der neurologischen Vielfalt der Menschheit, nicht als Störung, nicht als Krankheit. *„Autismus ist eine Art zu sein. Er ist tiefgreifend; er färbt jede Erfahrung, jede Empfindung, jede Wahrnehmung, jeden Gedanken, jedes Gefühl und jede Begegnung, jeden Aspekt des Daseins"* (Jim Sinclair, autistischer Aktivist).

| Therapie- und Förderungsmöglichkeiten bei ASS

Es gibt eine Vielzahl von Möglichkeiten, wie einem Kind mit ASS und dessen Eltern geholfen werden kann. Die Schwierigkeit ist es, herauszufinden, was genau für welches Kind der richtige Ansatz ist. Das geht nur, wenn man umfassend informiert ist.

Heilmittel

Zu den Heilmitteln, die von den gesetzlichen Krankenkassen finanziert werden, gehören die Ergotherapie, Logopädie und Physiotherapie. Diese Anwendungen sind sinnvoll, um bestimmte Defizite auszugleichen, setzen jedoch meist nicht gezielt an der autismusspezifischen Kernsymptomatik an und können damit autismusspezifische Therapien nicht ersetzen, sondern nur ergänzen. Die Kosten übernehmen die Krankenkassen jedoch meist ohne Probleme. Die Verschreibung erfolgt durch den Haus- oder Kinderarzt. Meist werden für jede dieser Therapieformen ein bis zwei Einheiten pro Woche à 45–60 Minuten verordnet, oftmals auch als Hausbesuch.
Wichtig ist, dass das Kind gern zur Therapie geht und einen guten Bezug zu seiner Therapeutin hat. Diese muss es verstehen, das Kind zu motivieren. Sie muss jedoch auch in den richtigen Momenten auf das Einhalten von Regeln bestehen, konsequent und selbstsicher sein. Diese Attribute gelten generell für alle Therapeuten. Fragen Sie immer genau nach, was eine Therapeutin in einer Einheit anbietet und warum. Haben Sie das Gefühl, dass die Therapie Ihr Kind nicht ausreichend fördert, lassen Sie sich die Herangehensweise genau erklären. Verstehen Sie die Herangehensweise nicht oder sind Sie mit dem Konzept nicht einverstanden, wechseln Sie zunächst die Therapeutin oder die Praxis.

Ergotherapie

Der Begriff Ergotherapie wird hergeleitet vom griechischen Wort ergon = handeln/tätig sein. Das Ziel der Ergotherapie ist das Erreichen der größtmöglichen Selbstständigkeit und Handlungskompetenz in allen Lebenslagen oder die größtmögliche individuelle Zufriedenheit des Patienten. Bekommt ein Kind mit ASS ein Rezept für Ergotherapie, wird es meist mit ein bis zwei Einheiten pro Woche in einer ergotherapeutischen Praxis behandelt. In einigen Fällen kommt die Therapeutin auch in den Kindergarten, in die Schule oder nach Hause, um dort mit dem Kind zu arbeiten. Es ist für Eltern stets empfehlenswert, zumindest einigen Behandlungen beizuwohnen, um sich Tipps und Ideen von der Therapeutin geben zu lassen. Ergotherapie wird für Kinder im optimalen Fall so spielerisch und ansprechend gestaltet, dass das Kind die Stunde anstatt als Arbeit eher als Spiel empfindet. Einige wenige Ergotherapeuten haben eine spezifische Qualifikation für ASS, sie arbeiten zum Beispiel mit TEACCH (Treatment and Education of autistic and related Communication handicapped Children – s. a. Kap. TEACCH), PECS®(Picture Exchange Communication System – s. a. Kap. PECS®) oder ABA (Applied Behavior Analysis – s. a. Kap. ABA).

In den meisten Fällen wird ASS im Hinblick auf Wahrnehmungsstörungen behandelt und die sogenannte Sensorische Integrationstherapie (SI) nach Jean Ayres eingesetzt. Menschen mit ASS leiden meist an einer Wahrnehmungsverarbeitungsstörung. Dadurch hören, sehen, schmecken, riechen und spüren Betroffene oft sehr viel differenzierter als neurotypische Personen. Bei einer Wahrnehmungsstörung ist die Fähigkeit beeinträchtigt, wichtige von unwichtigen Sinnesreizen herauszufiltern. So entsteht ein Wahrnehmungschaos und die Betroffenen sind durch Sinnesreize schnell überfordert, gestresst, gereizt oder überladen. Die Überforderung durch unkontrolliert einströmende Sinnesreize erklärt in vielen Fällen auch die Verhaltensprobleme, Stereotypien, motorische Auffälligkeiten, Konzentrationsschwächen, die Fixierung auf Gleichförmigkeit und Rituale bei Menschen mit ASS. Bereits 1964 konnte Eric Schopler die andersartige Verarbeitung von Sinneseindrücken bei Kindern mit Autismus nachweisen (vgl. Häußler 2012, S. 12). Er beobachtete, dass auch Einschränkungen im zwischenmenschlichen Verhalten auf Wahrnehmungsstörungen zurückzuführen sind, und legte die Grundsteine für das TEACCH-Konzept. Bei der SI wird das Kind behutsam und spielerisch mit verschiedenen Reizen konfrontiert

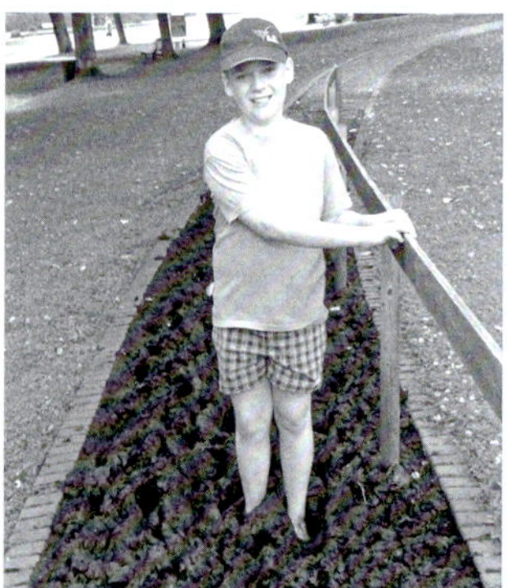

Abb. 10: Sensorische Integration auch unterwegs

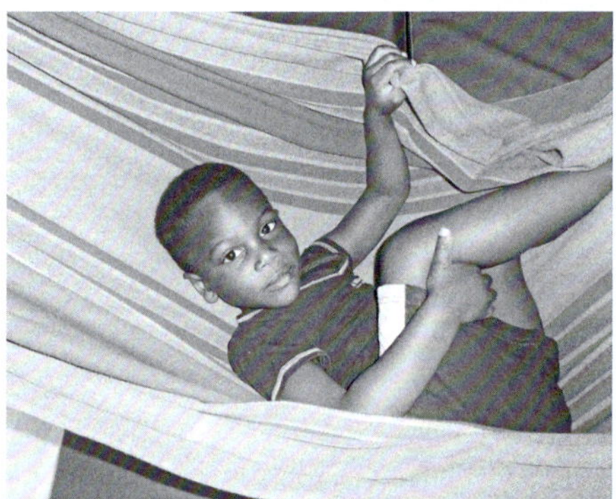

Abb. 11: Gleichgewichtstraining

und die Wahrnehmung wird stimuliert. Das Ziel der SI ist, die Fähigkeit zu trainieren, Sinneseindrücke eindeutiger wahrzunehmen, einzuordnen und deutlicher trennen zu können. Da bei vielen Menschen mit ASS starke Reizverarbeitungsstörungen vorliegen, kann diese Therapie für einige Betroffene sehr hilfreich sein. Bei anderen Betroffenen scheint sie jedoch keinerlei Effekt zu haben. Viele Ergotherapeuten nutzen die Einheiten, um dem Kind lebenspraktische Fähigkeiten zu vermitteln – wie z. B. Anziehen, Kochen – und/oder kognitive Fähigkeiten wie Konzentration zu trainieren. In vielen Fällen wird Handlungsplanung trainiert, zum Beispiel durch kreative und handwerkliche Arbeiten. Der Schwerpunkt kann jedoch auch auf das Sozialverhalten gelegt werden. So kann das Kind in der Ergotherapie lernen, wie man Spiele spielt oder sich in einer Gruppe mit wenigen anderen Kindern an Regeln hält. Weitere Möglichkeiten sind die Förderung des Gleichgewichts und der Fein- und Grobmotorik. Die Zielsetzungen können in der Ergotherapie also sehr vielfältig sein, die Umsetzung dieser Ziele wird jedoch bei jeder Therapeutin unterschiedlich ausfallen.

Sprachtherapie/Logopädie

Nahezu jedes Kind mit ASS wird im Laufe seines Lebens einer Sprachtherapeutin (Logopädin) begegnen. Je nach Fähigkeit des Kindes, seiner Motivation und Bereitschaft zur Mitarbeit und der Herangehensweise der Logopädin kann diese Therapie sehr positiv ausfallen oder auch ohne Effekt bleiben. Auch bei der Logopädie soll das Erlernen von Sprache mit Spaß verbunden werden. Die meisten Ansätze setzen allerdings die Fähigkeit des Kindes voraus, Laute oder Worte nach Aufforderung imitieren zu können. Da viele Kinder mit ASS diese Fähigkeit jedoch nicht auf natürliche Weise entwickeln, kann es vorkommen, dass sich keine Logopädin findet, die mit Ihrem Kind produktiv arbeiten kann. Zur Anbahnung von Imitationsfähigkeiten bieten sich ABA-Programme, vor allem mit VB (Verbal Behavior) an (Menze, 2012). Viele Kinder mit ASS können verbal imitieren, zeigen jedoch keinerlei Bereitschaft, nach Aufforderung zu imitieren oder produktiv mitzumachen. Auch hier kann ABA/VB helfen, um einem Kind die Fähigkeit zu vermitteln, sich an Regeln zu halten und Auffor-

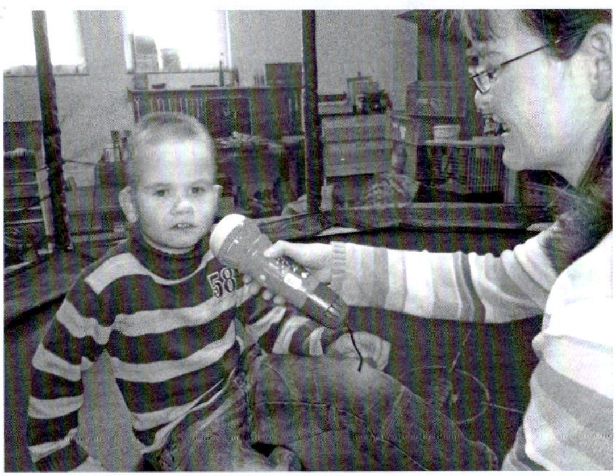

Abb. 12: Motivierender Unterricht auf dem Trampolin

derungen motiviert nachzukommen. Ist das Kind bereit, Laute und Worte zu imitieren, kann anschließend eine logopädische Behandlung sehr sinnvoll sein. Es gibt allerdings auch Sprachtherapeuten, die helfen können, alternative Kommunikationsformen und Medien für ein nonverbales Kind zu finden, wie Gebärden, Piktogramme, Talker usw. (siehe „Unterstützte Kommunikation"). Einige wenige Logopäden und Atem-, Stimm- und Sprechtherapeuten sind auf ASS spezialisiert. Je nach fachlicher Kompetenz kann auch die Atem-, Sprech- und Stimmtherapie dazu beitragen, Stereotypien und Hyperaktivität zu reduzieren, Kontakt- und Beziehungsfähigkeiten zu verstärken (Snippe, 2022).

Physiotherapie

Die Physiotherapie hilft Menschen mit ASS vor allem bei der Verbesserung von Koordination, Sensorik und Grobmotorik. Hierzu nutzen Physiotherapeuten Konzepte wie Affolter, Bobath, Psychomotorik, Delacato, Reittherapie oder Vojta. Da 50–90 % der ASS-Betroffenen, verursacht durch Reizverarbeitungsstörungen, Defizite in den Bereichen der Koordination, Motorik und Sensorik zeigen, ist eine physiotherapeutische Behandlung für viele von besonderer Wichtigkeit. Viele ASS-Betroffene zeigen sich motorisch unbeholfen und haben Gleichgewichtsprobleme. Sie haben zum Beispiel Probleme beim Ballspielen, beim Fahrradfahren oder auf dem Spielplatz. Handlungsentwürfe können nur erschwert umgesetzt werden, die Handlungsplanung ist oft eingeschränkt. Sollten also bei einem Betroffenen motorische Auffälligkeiten bestehen, die ihn in seinem Leben einschränken, sprechen Sie mit Ihrem Arzt über die Möglichkeiten einer physiotherapeutischen Behandlung.

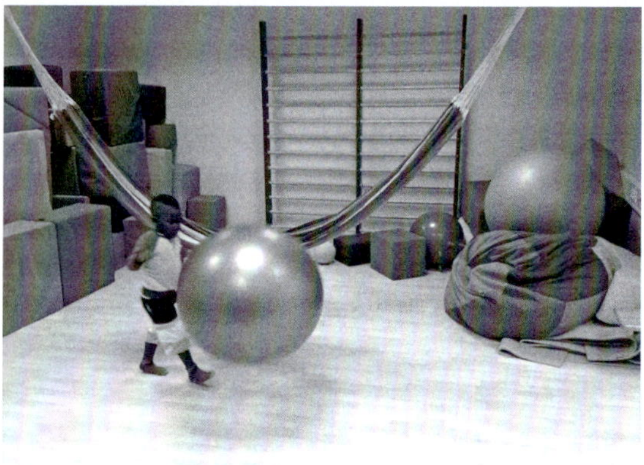

Abb. 13: Koordinationstraining mit vielfältigen Materialien

Autismusspezifische Therapieangebote

Im Folgenden werden mögliche Leistungen der Anbieter von Autismustherapie in Deutschland zusammengefasst. Man findet solche Anbieter unter Namen wie Autismus-Ambulanz, Autismus-Zentrum, Autismus-Therapie, Autismus-Institut, Autismus-Kompetenz, Autismus-Beratung, Autismus-Förderung sowie unter anderen fachlichen Einrichtungen, deren Leistungen im Rahmen der Eingliederungshilfe SGB durch das Sozialamt (SGB XII, körperliche oder geistige Behinderung) oder Jugendamt (SGB VIII, seelische Behinderung) finanziert werden. Ein Antrag für die Maßnahme kann beim zuständigen Amt gestellt werden, sobald eine Diagnose im Autismus-Spektrum vorliegt. Welches Amt für die Eingliederungshilfe (siehe „Eingliederungshilfe") zuständig ist, kann in jeder Stadt unterschiedlich sein, da die sozialrechtliche Zuordnung von Kindern mit ASS noch nicht hinreichend geklärt ist. Ihr Therapiezentrum kann Ihnen bestimmt eine unverbindliche Erstberatung anbieten und Ihnen bei der Antragstellung auf Kostenübernahme behilflich sein, wenn Sie sich für eine autismusspezifische Förderstelle entschieden haben.

Jedes Autismus-Therapie-Zentrum hat einen anderen fachlichen Schwerpunkt und – je nach Qualifikation der individuellen Fachkräfte – einen anderen Leistungskatalog. Informieren Sie sich daher im Internet und telefonisch über die individuellen Angebote des Anbieters in Ihrer Nähe. Viele Autismus-Zentren bieten eine Kombination aus Beratung, Betreuung und Förderung an. Sie beschäftigen meist interdisziplinäre Teams aus Ergotherapeuten, Psychologen, Sozialpädagogen, Pädagogen, Heilpädagogen, Erziehern usw.

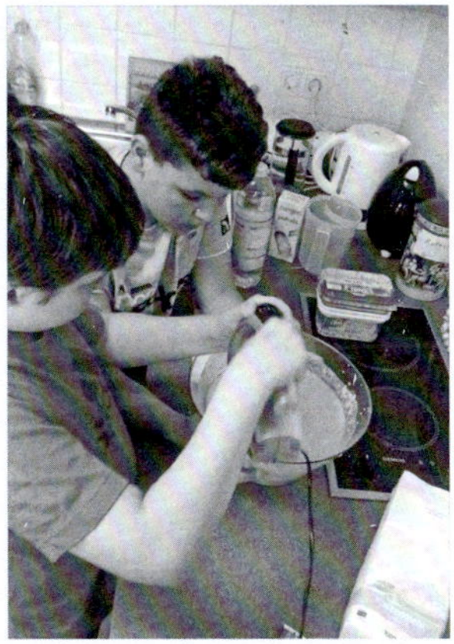

Abb. 14: Teamarbeit ist gefragt

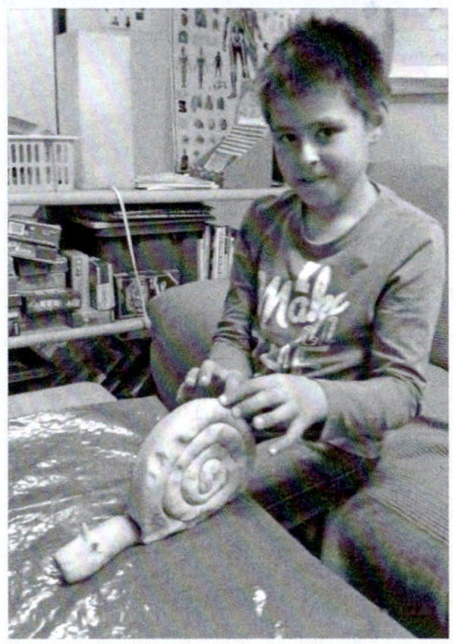

Abb. 15: Stolz entwickeln – dieser Junge hat seine Knete selbst hergestellt

Beratung

Die Beratungen umfassen die Anleitung sowie die Koordination und Vernetzung des sozialen Umfeldes, des Helfersystems und weiterer Förderinstitutionen. Für Eltern, Lehrer und Institutionen werden Informationsveranstaltungen, Fortbildungen und Gesprächsrunden angeboten. Sollte Ihre Schule also eine Information über das Thema ASS benötigen, könnte diese Aufgabe Ihr zuständiger Autismusberater übernehmen. Auch eine autismusspezifische Beratung von Kindergarten, Schule oder Integrationshelfer kann über das Förderzentrum erfolgen. In den meisten Fällen bekommen betroffene Personen ein bis zwei Fördereinheiten pro Woche. Diese Stunden sollten auch für die Beratung der Eltern und des heimischen Umfeldes eingesetzt werden.

Einige Förderzentren bieten Unterstützung bei der Diagnostik oder können in vielen Fällen bei der Antragstellung zur Kostenübernahme sowie bei der Vermittlung von Fachärzten und anderen pädagogischen und sozialen Einrichtungen helfen. Das Therapiezentrum berät auch dahin gehend, wie man Pflegegeld oder Verhinderungspflege beantragt, wie und ob man einen Behindertenausweis oder einen Integrationshelfer für die Schule beantragen sollte.

Betreuung

Einige Anbieter unterstützen oder stellen Integrationsbegleiter für Kindergärten und Schulen, andere Einrichtungen bieten sogar Freizeit- oder Ferienangebote für Menschen mit ASS an.

Förderung

Das Kind mit ASS-Diagnose bekommt meist ein bis zwei Therapiestunden pro Woche im Rahmen der autismusspezifischen Förderung, wobei einige Zentren auch anbieten, die Therapie bei Bedarf familienorientiert zu Hause, im Kindergarten oder in der Schule umzusetzen. Benötigt ein Kind zum Beispiel viel Struktur und wird unruhig, wenn es unvorbereitet in neue Situationen gerät, kann der Autismusberater der Familie helfen, einen visuellen Tagesplan zu erstellen, wenn es für das jeweilige Kind sinnvoll ist, ihm mehr visuelle Struktur und Vorbereitung zu geben.
Bei den Leistungsanbietern werden Einzel- und Gruppentherapien angeboten. Viele Kinder mit ASS profitieren zum Beispiel von einem Interaktionstraining. Zwei oder mehrere Kinder werden in ihrem kreativen und freien Spielverhalten ermutigt und begleitet. Dabei entstehen stets Interaktionen und Kommunikationsprozesse, die von den Fachkräften beobachtet werden. Der Fachmann kann die Kinder während der Interaktion anleiten oder bei Bedarf Hilfestellung geben. Nach der Interaktion können die Verhaltensweisen und Wechselwirkungen noch einmal reflektiert, also im Rückblick besprochen und bewertet werden. Diese Trainingseinheiten stellen für Menschen mit ASS eine gute Möglichkeit dar, im geschützten Rahmen soziale und kommunikative Kompetenzen zu üben.

Hier eine Auswahl gängiger Ansätze, die in Autismus-Therapie-Zentren in ganz Deutschland angeboten werden:
TEACCH, PECS®, ABA, VB, SI, Wahrnehmungsförderung, Basale Stimulation, Affolter, verhaltenstherapeutische Methoden, Interaktionstrainings, Aufmerksamkeits-Interaktionstherapie, Differenzielle Beziehungstherapie, Sozialtrainingsgruppen, Soziales Interaktions- und Kompetenztraining, Entspannungsverfahren, Spieltherapie, Kunsttherapie, Musiktherapie, Sprachförderung, Umgang mit Aggressionen, Social Stories, Training zur Erkennung von Emotionen, Theory of Mind Training, heilpädagogische

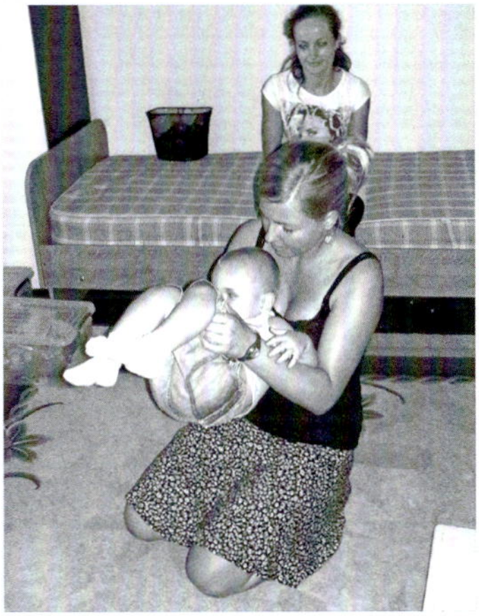

Abb. 16: Beziehungsaufbau steht an erster Stelle

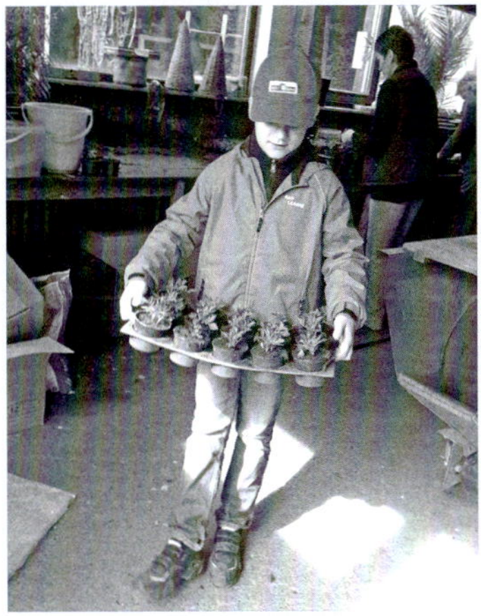

Abb. 17: Zukunftstag in der Gärtnerei

Entwicklungsförderung, Marte Meo (videounterstützte Entwicklungsbegleitung und Beratung), Systemische Arbeit, Gestalttherapie, Psychomotorik, pädagogisch-therapeutische Einzelförderung usw.

Solch vielfältige Angebote können Vor- und Nachteile mit sich bringen. Studien haben belegt, dass sogenannte eklektische Ansätze, bei denen Techniken aus unterschiedlichen Therapierichtungen zusammengefügt werden, weniger therapeutische Erfolge zeigen als für sich stehende wissenschaftliche Ansätze, die der Therapeut genau kennt und in deren Umsetzung er spezialisiert ist. Es ist jedoch auch klar, dass nicht jede Intervention zu jedem Kind passt.
Es ist schön, eine Auswahl zu haben, jedoch sollte sie für jedes Kind überschaubar sein, und es muss möglich sein, den Eltern die Funktionen dieser Ansätze verständlich zu erläutern. Verlieren Sie als Eltern den Überblick über die Therapieansätze, die für Ihr Kind angewandt werden, laufen Sie Gefahr, dass Theorien oder Herangehensweisen herangezogen werden, mit denen Sie nicht einverstanden sind.

Angewandte Verhaltensanalyse – ABA

In den USA gilt ABA (Applied Behavior Analysis) seit den neunziger Jahren als einzig empfehlenswerte Intervention bei Autismus. Diese Lernmethode entwickelt sich seit mehr als fünfzig Jahren kontinuierlich weiter und ist die durch Studien in ihrer Effektivität am besten belegte Intervention bei Autismus. Die Wissenschaft ABA ist die Lehre davon, wie Organismen und Menschen lernen. ABA wird unter anderem in der Psychiatrie, bei der Angsttherapie, bei Managertrainings oder in der Werbung eingesetzt. Seit den siebziger Jahren wird ABA bei Autismus angewandt. Seitdem sind verschiedene ABA-Programme, speziell für die Förderung von Menschen mit ASS, entwickelt worden. ABA-Programme sollen gezielt unangemessenes Verhalten ab- und alternatives, angemessenes Verhalten aufbauen. Dazu wird in der Umwelt des Kindes ganz individuell analysiert, wo Stimuli zu finden sind, die Verhalten begünstigen oder erschweren. Die Umgebung des Kindes soll so strukturiert werden, dass es in all seinen wachen Stunden stets mit den Reaktionen umgeben wird, die es benötigt, um effektiv angemessenes Verhalten entwickeln und aufbauen zu können. Die Bezugspersonen des betroffenen Kindes sollen lernen, ihren Fokus auf all die Verhaltensweisen zu lenken, die als angemessen angesehen werden und in Zukunft öfter auftreten sollen. Sie lernen, was genau für einen individuellen Menschen als Verstärkung einsetzbar ist und in welchen Abständen, in welcher Intensität und Häufigkeit man Verstärkung einsetzen kann, um Verhalten gezielt aufzubauen. Den Bezugspersonen wird vermittelt, wie all unsere Verhaltensweisen und Reaktionen das Verhalten des betroffenen Kindes beeinflussen. So kann Schimpfen von einem Kind schlicht als Aufmerksamkeit wahrgenommen werden. Hat das Kind ein großes Bedürfnis danach, Aufmerksamkeit zu bekommen, wird es wahrscheinlich mehr und mehr Verhaltensweisen zeigen, für die es ausgeschimpft wird. Das Schimpfen kann also bei einigen Kindern ein Verstärker von Verhalten sein.

Die Zielsetzungen sind stark individualisiert und an die Bedürfnisse und Fähigkeiten des Betroffenen angepasst. Die Wertschätzung von Neurodiversität ist heutzutage Grundlage jeder guten ABA-Therapie.

International ist ABA eine eigene Wissenschaft mit eigenem Studiengang. In Deutschland gibt es den ABA-Studiengang seit 2013. Die Association for Behavior Analysis Germany (ABA-D) möchte die Qualität der ABA-Ausbildung und ABA-Angebote in Deutschland sichern (siehe Anhang) und setzt sich für eine Ausrichtung der ABA-Wissenschaft an den internationalen Standards ein. Derzeit gibt es in Deutschland über 50 BCBA's (Board Certified Behavior Analysts), Tendenz steigend. ABA-Programme werden in den meisten Fällen – genau wie die Leistungen der Autismus-Therapie-Zentren im Rahmen der Eingliederungshilfe – durch das Jugend- oder Sozialamt finanziert. Aus diesem Grund muss man sich meist zwischen der Betreuung durch ein Autismus-Therapie-Zentrum oder einen ABA-Anbieter entscheiden.

Eltern eines betroffenen Kindes sollten vor Beratungsbeginn einen ABA-Workshop besuchen, um Grundlagen der ABA-Wissenschaft kennenzulernen und um sich mit Fachbegriffen vertraut zu machen. Heutzutage bieten die meisten ABA-Anbieter Webinare an, die man bequem von zu Hause aus absolvieren kann. Die Beratungen zu Hause beginnen meist mit einer zwei- bis dreitägigen Intensivberatung, in der die Fähigkeiten des Kindes detailliert getestet und Verhaltens-, Sprach- und Lernziele gemeinsam mit den Eltern festgelegt werden. Der ABA-Consultant entwickelt dann ein Programm, um die Motivation des Kindes zu erreichen. Das Kind soll lernen, dass es sich lohnt und dass es Spaß macht, mitzumachen. Es soll eine allgemeine Bereitschaft entwickeln, um Anforderungen im täglichen Leben sowie im Unterricht nachzukommen. Die Eltern werden geschult, wie sie das angemessene Verhalten des Kindes in das Zentrum ihrer Aufmerksamkeit rücken und dieses gezielt verstärken können. Zu erlernende Fähigkeiten und Verhaltensweisen werden in kleine Teilziele unterteilt und zunächst in diesen kleinen, leicht zu erlernenden Schritten vermittelt. Begebenheiten der Umwelt werden so angepasst, dass es dem Kind so leicht wie möglich gemacht wird, angemessenes Verhalten zu zeigen. Hilfestellungen werden zu Beginn stärker eingesetzt, um Frust zu vermeiden und Erfolge zu gewährleisten. Wird ein Ziel unter Motivation und Verstärkung erreicht, werden zunächst die Hilfestellungen und dann die Verstärkung gezielt abgebaut und die Generalisierung des Verhaltens gefördert.

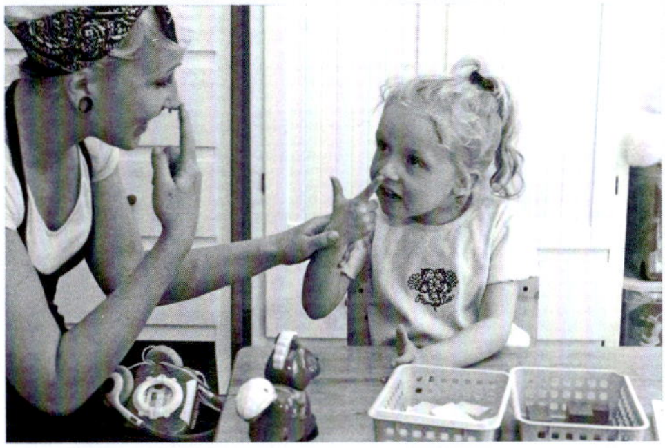

Abb. 18: Imitationsaufbau

Häufig wird ein individualisiertes Tokensystem (Gutscheinplan) erstellt, um das Kind mit positivem Feedback zu versorgen und angemessene Verhaltensweisen gezielt zu verstärken und Kooperation, Flexibilität und andere Kompetenzen zu entwickeln.

Ein weiteres ABA-Werkzeug sind auch sogenannte „Social Stories“. Dabei werden Situationen aus dem Leben des Kindes in selbst geschriebenen Geschichten verarbeitet. Es werden die Charaktere genutzt, die das Kind besonders mag, wie zum Beispiel die Olchis (Buchreihe des Kinderbuch-Autors und Illustrators Erhard Dietl), Lego® Star Wars™ oder Dinosaurier. Man kann Social Stories als Bilderbuch, als Theaterstück oder als selbst gedrehtes Video umsetzen. Die Geschichte umschreibt eine Situation, die das Kind kennt und in der es in der Vergangenheit nicht wusste, wie es sich verhalten sollte. Die Geschichte schildert einen oder mehrere alternative positive Ausgänge einer Interaktion. Sie gibt dem Kind also Handlungsvorgaben, wie es sich beim nächsten Mal in einer ähnlichen Situation verhalten könnte. Das Kind wird aktiv in die kreative Gestaltung der Geschichte mit einbezogen, damit es sich besser mit den Charakteren identifizieren und der Geschichte motivierter folgen und sie sich einprägen kann.

Durch ABA-Strategien können Eltern lernen, wie sie ihr Kind kleinschrittig an neue Nahrungsmittel heranführen können (Desensibilisierung) und wie sie die Bereitschaft, Neues zu probieren, gezielt verstärken können.
Zu Beginn eines ABA-Programms wird immer ein individuelles Kommunikationsprogramm erarbeitet. Das Erlernen angemessener Sprache ist für alle Kinder mit ASS ein wichtiges Ziel und meist auch das ersehnte Ziel der Eltern. Durch wissenschaftliche Unterrichtsstrategien und gezielten Motivationsaufbau soll das Kind lernen, zunächst motorische Bewegungen, Laute und dann Worte zu imitieren. Um Wünsche selbstständig artikulieren zu können (Manding), soll es lernen, Zeichen als Übergang zur gesprochenen Sprache einzusetzen, PECS® zu nutzen oder sich mit Worten und Sätzen verständlich zu machen. Bei jeder Beratung, die im Durchschnitt einen Tag pro Monat erfolgt, werden Ziele überarbeitet, neue Ziele gesetzt und Unterrichtsstrategien den Bedürfnissen des Kindes angepasst. Es wird am Beziehungsaufbau gearbeitet, neue Verstärker werden gesucht und es wird sichergestellt, dass das Kind stets unter hoher Motivation lernt und die Balance zwischen Anforderung und Spaß nicht aus dem Gleichgewicht gerät. 75 % der Interaktion sollen dauerhaft durch Beziehungsaufbau, Spaß und Verstärkung geprägt sein. Die Familie, das Schul- oder Kindergartenteam bekommen nach jeder Beratung einen schriftlichen Leitfaden zur Umsetzung der Ziele. In vielen Fällen werden in häuslicher Umgebung studentische Hilfskräfte und sogenannte Co-Therapeuten eingesetzt, um die Familie in der Umsetzung des Programms zu unterstützen. Die Angehörigen, Lehrer und Erzieher sollen motivierende Lernstrategien so verinnerlichen, dass sie die ABA-Anleitungen immer seltener in Anspruch nehmen müssen.
ABA-Berater (Consultants) sind in der Regel studierte Fachkräfte aus den Bereichen Psychologie, Pädagogik und Therapie mit intensiver ABA-Ausbildung, manchmal sogar BCBAs oder BC(a)BAs. Sie können im Rahmen ihrer Tätigkeit auch Informationsveranstaltungen und Workshops über ASS für Verwandte, Therapeuten, Lehrer und Erzieher anbieten. ABA-Anbieter finden Sie auf der Seite von Autismus Eltern Deutschland e. V. unter Webverweise. Da einige ABA-Anbieter Mitarbeiter in ganz Deutschland beschäftigen, ist diese Form der Förderung für alle Familien in Deutschland zugänglich.

Weitere etablierte Therapieansätze bei ASS

TEACCH

Treatment and Education of Autistic and related Communication handicapped Children (TEACCH) ist in der Autismusintervention in Deutschland seit den neunziger Jahren ein Begriff und mittlerweile weit verbreitet und etabliert. Ins Deutsche übersetzt bedeutet es: „Behandlung und pädagogische Förderung autistischer und in ähnlicher Weise kommunikationsbehinderter Kinder" (Häußler, 2012, S. 11). 1972 war TEACCH das erste staatlich finanzierte Autismusprogramm der USA zur Förderung und Begleitung von Menschen mit Autismus. Dabei handelt es sich um ein vielschichtiges pädagogisches Konzept mit Leitlinien für eine umfassende und ganzheitliche entwicklungstherapeutische Förderung mit dem Ziel der sozialen Integration.

TEACCH ist eine sogenannte verhaltenstherapeutische Maßnahme und bietet Strukturierungshilfe mit eindeutigen, zuverlässigen Regeln. Es kann auch als strukturiertes Übungsprogramm oder als nicht-elektronische Kommunikationshilfe eingesetzt werden. TEACCH ist eine Methode mit ganzheitlichem pädagogisch-therapeutischen Ansatz, „der die Besonderheiten von Menschen mit Autismus berücksichtigt und die Entwicklung individueller Hilfen zur Unterstützung des Lernens und zur selbstständigen Bewältigung des Alltags in den Mittelpunkt stellt." (Häußler, 2006, S. 1). Zur Kommunikation und als Gedächtnisstütze werden Gegenstände, Symbole und Bilder eingesetzt. Die Umwelt, zeitliche Abläufe, Zusammenhänge und auch komplexe Situationen werden durch diese visuellen Reize überschaubar und nachvollziehbar gestaltet und somit vereinfacht. Damit das Kind optimal in seiner Lebenswelt zurechtkommt, soll dieses Konzept zur Entwicklungsförderung nicht nur zu Hause, sondern auch in Kindergarten, Schule und Werkstätten eingesetzt werden. Jede TEACCH-Intervention ist individuell auf das Kind zugeschnitten. Besondere Lernstile von Menschen mit Autismus sind hierbei zu berücksichtigen. Bei Problemverhalten liegt der Schwerpunkt auf vorbeugenden Maßnahmen und der Vermittlung von Strategien, damit der Betroffene besser mit entsprechenden Situationen umgehen kann. Das TEACCH-Konzept bietet eine Vielzahl von strukturierten Lernhilfen und eine Menge Anleitungen für selbst gebaute Unterrichtskästen und -materialien.

Marte Meo – aus eigener Kraft

Marte Meo ist ein videogestütztes Interaktionstraining, welches in der Autismusintervention derzeit starken Zulauf erfährt. Die Holländerin Maria Aarts entwickelte dieses Konzept in den siebziger Jahren aus der Arbeit mit autistischen Kindern. In ihrem Institut werden Marte Meo-Praktiker, Marte Meo-Therapeuten und Supervisoren ausgebildet.

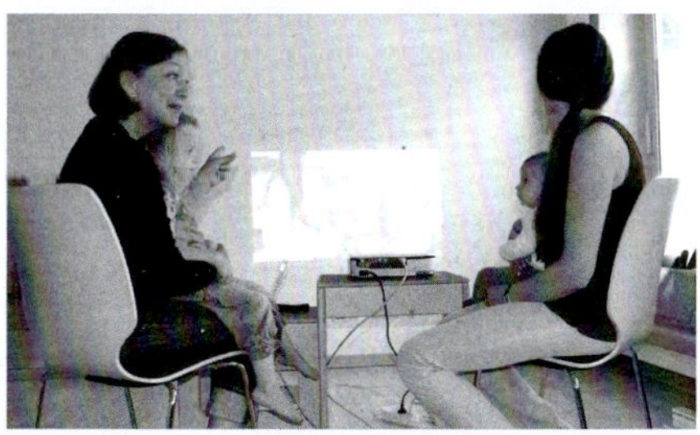

Abb. 19: Eine Marte Meo-Beratung mit Unterstützung durch Videosequenzen

Marte Meo fokussiert sich auf Interaktionen, die das Lernen, die Entwicklung sowie das soziale Miteinander begünstigen. Während einer Marte Meo-Beratung werden Sequenzen der Interaktionen gefilmt. Die Marte Meo-Therapeutin wählt daraus die Sequenzen aus,

in denen die Stärken, Ressourcen und positiven Interaktionen der Interaktionspartner sichtbar werden. Bei der Auswahl der Szenen orientiert sie sich stets am Verhalten optimal entwickelter Gleichaltriger und am natürlichen optimalen Verhalten der Eltern. Den Eltern helfen die Videosequenzen, ihre eigenen Stärken und Kompetenzen als Eltern besser wahrzunehmen und bewusster einzusetzen. Die Fokussierung auf Stärken und das Nichtthematisieren der Fehler wirken in Kombination mit der Präsentation der Videos sehr verstärkend auf das gute Interaktionsverhalten.
Es wird empfohlen, sich täglich Zeit zu nehmen, um das freie Spiel des Kindes zu begleiten. Marte Meo-Therapeuten leiten Eltern an, nicht manipulativ in das Spiel des Kindes einzugreifen, sondern es zu beobachten, zu kommentieren und das kreative freie Spiel ins Zentrum der Aufmerksamkeit zu stellen, um dem Kind dadurch zu vermitteln, dass es selbstwirksam ist. Dabei folgt man immer der Motivation des Kindes. Marte Meo wird nicht nur in Familien eingesetzt, sondern auch in Schulklassen, beim Interaktionstraining von Jugendlichen und als Kommunikationstraining für Asperger-Autisten.

EEG-Neurofeedback

Das Neurofeedbackverfahren ist eine Form des Biofeedbacks und wird effektiv zur Behandlung von Epilepsie, ADHS, Depressionen, Schlafstörungen und Migräne eingesetzt. Bei ADHS kann Neurofeedback sogar zu einer Reduktion der Medikation verhelfen, da die Methode die ADHS-Kernsymptomatik Aufmerksamkeitsprobleme und Impulsivität sehr positiv beeinflussen kann (Feiner, 2010, S. 34).
Beim Neurofeedback handelt es sich um die Beeinflussung von Gehirnwellenmuster durch Training. Zu diesem Zweck werden Elektroden am Kopf befestigt, die die individuelle Zusammensetzung von Alpha-, Beta-, Delta- und Thetawellen messen. Ein spezielles Computerprogramm macht minimale Veränderungen der Hirnwellenaktivitäten in Echtzeit sichtbar. Einzelne EEG-Frequenzen werden so trainiert, dass das Gehirn sie vermehrt oder vermindert produziert. Das Ziel ist eine Zusammensetzung von EEG-Frequenzen wie bei gesunden Vergleichspersonen. Der Klient schaut auf einen Bildschirm und bei gewollten Zusammensetzungen der Hirnwellen erhält das Gehirn Verstärkung durch eine Animation auf dem Bildschirm. Dies kann ein Computerspiel oder ein Film sein. Bei Kindern ist es meist ein Lieblingsfilm des Kindes. Die optimale Hirnwellenaktivität wird also durch operante Konditionierung verstärkt. Somit ist Neurofeedback eine Form von Verhaltenstherapie auf neurobiologischer Basis.
Neurofeedback kann so einen positiven Einfluss auf Krankheitsbilder und Symptome erreichen. Damit konnten schon Sprachverbesserungen, Verminderung von Stereotypien, verbesserte motorische Regulation, verbesserte soziale Interaktion, verbesserte Tiefschlafphasen, reduziertes Einnässen, dramatischer Rückgang aggressiven Verhaltens und erhöhte Frustrationstoleranz dokumentiert werden. In erster Linie

betreffen die Fortschritte das Sozialverhalten, Sprache und Aufmerksamkeit. Die Behandlung bedarf jedoch der größten Sorgfalt. Die eingehende Analyse des EEGs sollte durch einen geschulten Experten erfolgen. Neurofeedbackeinheiten sind jedoch auch bei guter Begleitung und Schulung der Eltern durch einen Experten zu Hause umsetzbar. So kann auch ein kontinuierliches Training gewährleistet werden, was zu immer besseren Ergebnissen führt (IFEN: http://www.neurofeedback-info.de/).

Facilitated Communication (FC)

Es gibt viele Menschen mit ASS, die nicht sprechen können, jedoch durch andere Kommunikationsformen zeigen, dass sie intelligente, kreative und emotional reife Individuen sind. So schreibt der Berliner Autist Birger Sellin durch seine Mutter gestützt angeblich ganze Bücher mit der Methode FC (Facilitated Communication = Gestützte Kommunikation). Diese Methode wird von vielen Fachleuten als nicht wissenschaftlich bis unseriös oder gar gefährlich eingestuft. Jedoch gibt es weltweit Verfechter dieser Kommunikationsmethode. FC hat das Ziel, fehlende Lautsprache durch Schriftsprache zu kompensieren. Es gibt einen FC-Schreiber und einen FC-Stützer, der den Schreiber an Schulter, Ellenbogen, Handgelenk oder Finger stützt, sodass der Schreiber auf dem PC oder mit dem Stift schreiben oder auf einer Kommunikationstafel mit Symbolen deuten kann. Die Forschungslage ist nach Snippe (2015) eindeutig negativ.

Unterstützte Kommunikation (UK)

Die Unterstützte Kommunikation (UK) ist hingegen weit verbreitet und wird als etabliertes Kommunikationshilfsmittel in der Therapie genutzt. Man versteht darunter den Einsatz von Gebärden, Symbolen, Piktogrammen, PECS® (Picture Exchange Communication System), Talker, kommunikationsfördernden Spielzeugen, konkreten Hinweisobjekten und Computeranpassungen. UK kann visuelle, elektronische und körpereigene Mittel beinhalten, die helfen können, eine mangelnde vokale Kommunikationsfähigkeit zu

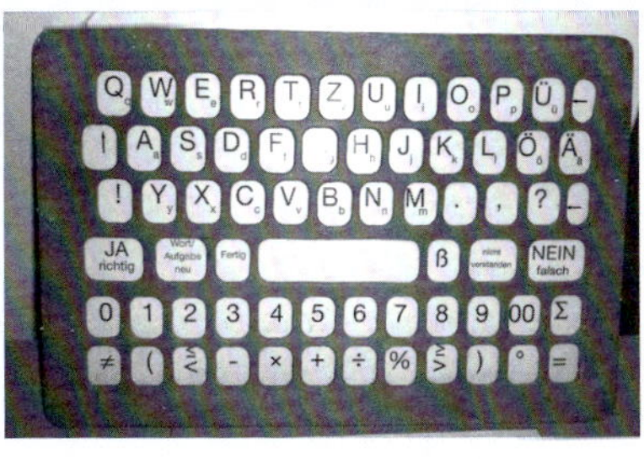

Abb. 20: Tafel für gestützte Kommunikation

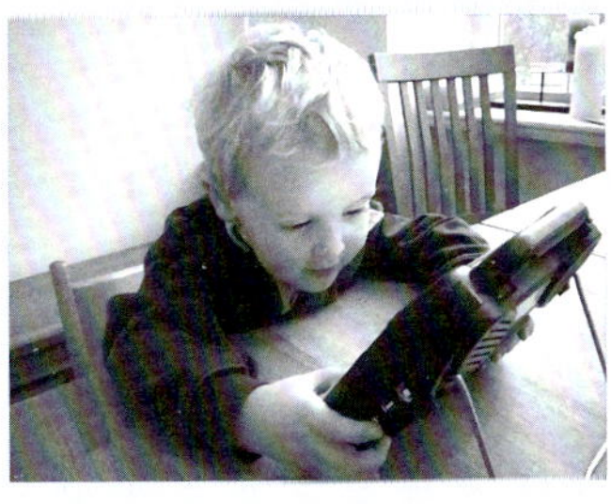

Abb. 21: Der Talker ist ein elektronisches Mittel der UK

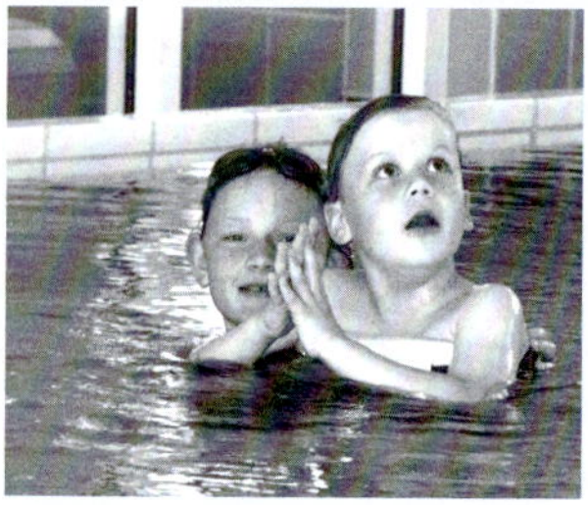

Abb. 22: Zeichen für Ball

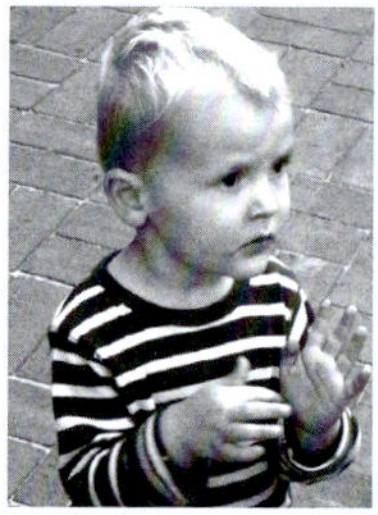

Abb. 23: Nonverbale Kinder sollten früh UK zum Beispiel in Form vereinfachter Zeichen erlernen

kompensieren oder zu stimulieren. UK möchte Sprachlosigkeit kompensieren, abstrakte Begriffe bildlich darstellen und zudem die vorhandenen Fähigkeiten der verbalen Artikulation stimulieren und Freude an der Kommunikation wecken (Snippe, 2015, S. 81).

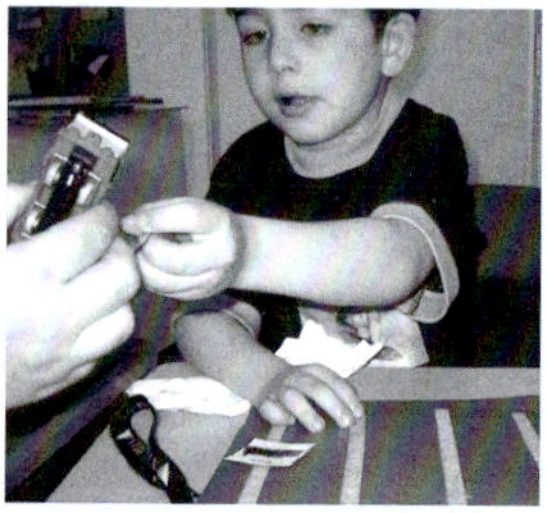

Abb. 24: Das Kind lernt durch PECS® nach Spielzeug zu fragen

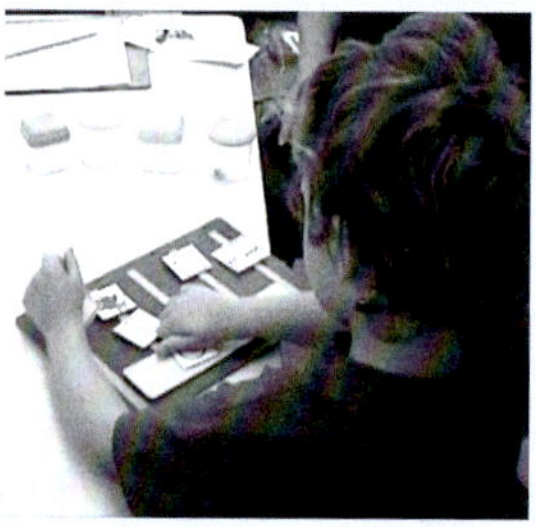

Abb. 25: PECS® – eines der effektivsten Ansätze der UK

PECS®

Eine besonders effektive Form der UK ist das „Picture Exchange Communication System" (PECS®). Hierbei handelt es sich um ein Kommunikationssystem, welches sich des Austauschs von Bildern und Piktogrammen bedient. Dieses System basiert auf wissenschaftlich verhaltensanalytischen Grundlagen und nutzt die natürliche Motivation des Kindes und den verstärkenden Wert der Dinge, nach denen das Kind fragt.

PECS® kann mit anderen Kommunikationssystemen kombiniert werden, ist aber besonders für Kinder geeignet, die nonverbal sind, aber starke visuelle Fähigkeiten haben. Jedes PECS®-Programm muss individuell auf das Kind zugeschnitten sein, motorische und visuelle Fähigkeiten müssen berücksichtigt werden. Der größte Anbieter für PECS® und entsprechende Beratungen, Schulungen und Supervision ist Pyramid Educational Consultants, Inc., mit Zweigstelle in Deutschland (https://pecs-germany.com/). Der sogenannte „Pyramid-Ansatz in der Pädagogik®" ist funktionelle ABA unter der Verwendung von Verbal Behavior (VB) nach B.F. Skinner und damit in seiner Effektivität wissenschaftlich bestätigt. Er schafft effektive Lernumgebungen für Menschen mit ASS aller Altersgruppen und nutzt ABA-Kenntnisse für kreativen und innovativen Unterricht. Das Ziel ist es, Erzieher und Eltern mit den Grundlagen auszustatten, um funktionale Kommunikation in Familie, Schule und Öffentlichkeit zu ermöglichen. Mit der Kommunikationsfähigkeit verbessert sich auch die Selbstständigkeit und Selbstbestimmung der Betroffenen. Das System zeigt Erfolge bei Menschen mit kommunikativen, kognitiven und körperlichen Beeinträchtigungen. Es fördert die Kommunikation im sozialen Kontext und ist ohne langwierige Ausbildung und teure Materialien umsetzbar.

Tiergestützte Therapien

Tiergestützte Therapien werden immer beliebter und im Zusammenhang mit Förderung von Menschen mit ASS zunehmend eingesetzt. Grundsätzlich wird niemand bestreiten, dass der Umgang und Kontakt zu Tieren jedem Menschen guttut, beruhigt und die Lebensfreude steigert. Die spielerische, unvoreingenommene Kontaktaufnahme durch die Tiere ermöglicht Interaktionen auf besonderer Ebene (Junkers, 2013).
Da jedoch jeder Mensch mit ASS eine eigene Wahrnehmung, Vorlieben und Interessen hat, muss eindeutig darauf hingewiesen werden, dass nicht jeder von einer tiergestützten Therapie profitiert. Hat ein Kind eine Aversion gegen Lautstärke und meidet weiche, diffuse Reize, kann eine Konfrontation mit einem Hund oder Kaninchen durchaus traumatisch enden. Es ist aber auch durchaus möglich, dass betroffene Kinder extrem positiv darauf reagieren, mit einem Hund „Gassi zu gehen“ oder sich um die Pflege einiger Kaninchen oder Hühner zu kümmern.
Man sollte sich vor jeder tiergestützten Therapie erst einmal die Zeit nehmen, das Kind langsam mit Fell, einem vergleichbaren Tier oder mit einer ähnlichen Umgebung vertraut zu machen. Es könnte sein, dass das Kind ein ausgesprochener Pferdefan ist, die Umgebung der Reithalle jedoch so neu und beunruhigend auf es wirkt, dass es zunächst nur damit beschäftigt sein wird, sich visuell und akustisch im Raum zu orientieren. Viele Kinder benötigen einige Tage, um sich in einer neuen Umgebung, wie einer Reithalle oder einem Schwimmbecken, wohlfühlen zu können. Wertvolle Therapiezeit kann verloren gehen, wenn das Kind sich zugleich an die neue Umgebung und an das Tier gewöhnen

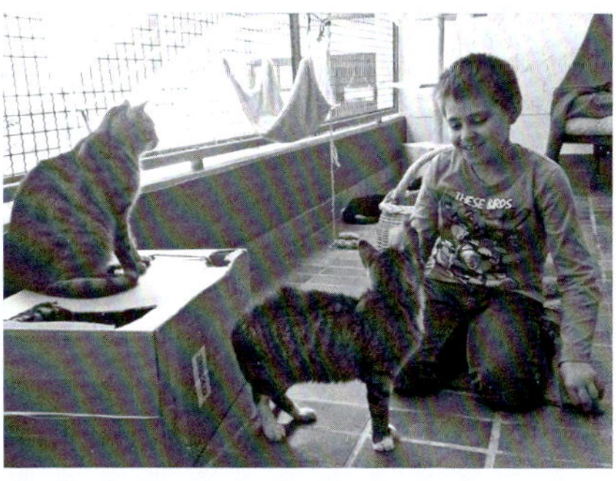

Abb. 26: Die Begegnung mit Katzen im Tierheim

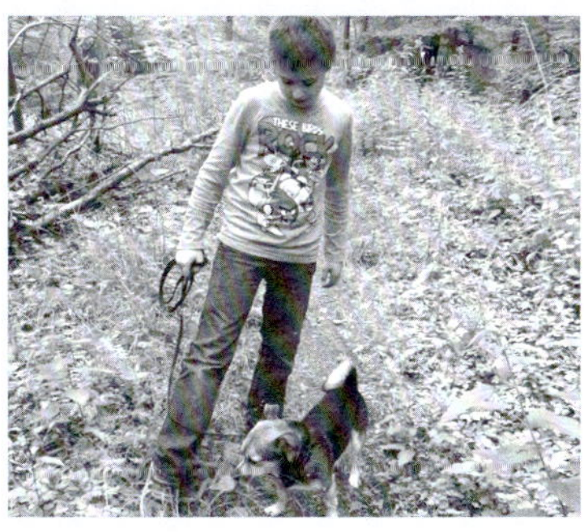

Abb. 27: Schau mal – der Hund folgt mir!

muss. Oft reicht die zur Verfügung stehende Zeit nicht aus, um neben der Gewöhnung auch noch gesetzte Therapieziele zu erreichen. Bleibt die Umgebung oder das Tier jedoch ein unangenehmer Reiz, wird die Therapie sicher keinen Nutzen haben.

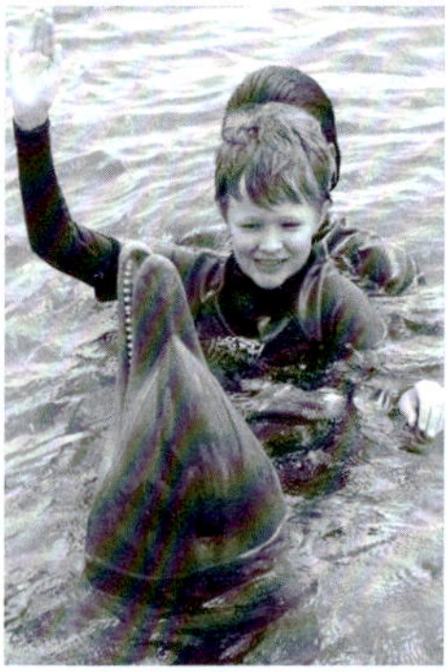

Abb. 28: Das Kind ist im Wasser nie allein

Delfintherapie

Eine besondere Form der tiergestützten Therapie ist die Delfintherapie. Auch hier kann es sein, dass ein Kind tagelang damit kämpft, in das kühle, dunkle Wasser zu steigen. Der einzige Therapieerfolg, der am Ende der zehntägigen Therapie verbucht werden kann, besteht dann darin, dass es sich in das Wasser traut und nicht mehr schreit, wenn es den Delfin um sich herum schwimmen sieht.

Aufgrund einer starken Medienpräsenz ist Delfintherapie vor allem in Deutschland bekannt. Hier trifft man immer wieder auf Zeitungsartikel oder Spendenaufrufe für Kinder mit verschiedenen Behinderungen, denen eine solche Therapie ermöglicht werden soll. Ob sie tatsächlich wirksam ist und warum sie das ist, bleibt fragwürdig.

Zur Wirkung der Delfintherapie sollte man sich die Mühe machen und verfügbare Studien lesen, bevor man viel Geld für eine Therapie ausgibt, die von einigen Fachleuten sogar als „gefährlich" bei „gemischter Evidenz" angesehen wird (Degner, o. J.).

Es gibt keinen wissenschaftlichen Zweifel daran, dass das Lernen unter Freude und Motivation gerade auch bei Menschen mit ASS die besten Lerneffekte erzeugt. Wenn ein Kind mit ASS sich also sehr gerne im Wasser aufhält und die gesamte Familie einen Urlaub nötig hat, sollte man alternativ darüber nachdenken, eine befreundete/beliebte Therapeutin oder Betreuerin mit in den Urlaub zu nehmen. Wenn man dem Kind nun das tägliche ausgiebige Wasserspiel ermöglicht und dabei die laufenden Förderinhalte nicht zu kurz kommen lässt, könnten vielleicht ebenso gute Fortschritte erzielt werden wie bei einer teuren Delfintherapie.

Reittherapie

Auch bei der Reit- oder Hippotherapie gibt es Unterschiede. Einige Therapeuten arbeiten unter Einbeziehung der sensorischen Integration, um durch das Reiten die Wahrnehmungsverarbeitung wie z. B. Gleichgewichtsverarbeitung, das taktile System (Oberflächenwahrnehmung) und das propriozeptive System (Innenwahrnehmung = Wahrnehmung von Körperbewegung und -lage im Raum = Eigenempfindung) zu fördern. Andere fokussieren Hippotherapie im Hinblick auf sozio-emotionale Aspekte und möchten vor allem Empathie und Verantwortungsbewusstsein fördern. Diese Ziele gilt es für viele Menschen mit ASS zu stärken.

Nahrungsmittelunverträglichkeiten und Biomedizin

Umwelteinflüsse stehen seit Langem in Verdacht, Autismus zu begünstigen oder auszulösen. So gibt es Annahmen, dass Inhaltsstoffe von Impfpräparaten und die sich stets erhöhende Schadstoffbelastung in unserer Nahrung Autismus begünstigen könnten. Viele Ärzte und Elterninitiativen haben sich die Erforschung von Nahrungsmittelunverträglichkeiten zur Aufgabe gesetzt. Unter Menschen mit ASS scheint es einen hohen Anteil zu geben, der eine Nahrungsmittelunverträglichkeit gegenüber Gluten, Kasein, Zucker oder Konservierungsmitteln zeigt. Der Stoffwechsel und die Fähigkeit des Darms, Nährstoffe und Fette aus der Nahrung aufzunehmen, sind ausschlaggebend für eine ausgeglichene Hirnfunktion. Es ist also nachvollziehbar, dass Diäten, Nahrungsergänzungen und Kuren zu einer verbesserten Lernfähigkeit und veränderten Verhaltensweisen führen können. Einige Quellen meinen sogar, Autismus durch eine solche Biomedizin heilen zu können. Solche Aussagen werden in Deutschland jedoch als unseriös betrachtet. Poustka et al. (2009) raten mit Nachdruck von biologisch begründeten Therapien ab, die eine Behandlung mit dem Darmhormon Sekretin, mit hohen Dosen von Mineralien oder Vitaminen oder besondere Diäten einschließen. Es gibt keine wissenschaftlichen Grundlagen für die Annahme, dass Autismus durch Impfungen oder Antibiotika verursacht werden könnte (ebd., S. 57).

Auch vor der MMS (Miracle Mineral Supplement)-Therapie[1] wird gewarnt, da das Wasseraufbereitungsmittel aus Chlordioxid zu Vergiftungen und Verätzungen führen kann (www.aspies.de), obwohl der Hersteller damit wirbt, dass die keimtötenden Eigenschaften des Mittels Autismus und AD(H)S heilen können.

Nach Krigsman (2010) leiden 70–80 % aller Kinder mit ASS an Verdauungsproblemen. Verhaltensprobleme der ASS-betroffenen Kinder können auf Magen-Darm-Probleme wie Verstopfung, Durchfall, Sodbrennen, Gastritis oder Magengeschwüre zurückzuführen sein. Sollte ein Kind also an Verdauungsbeschwerden leiden, sollte auf jeden Fall eine eingehende gastrointestinale und allergologische Untersuchung durch einen Fachmann erfolgen. Ansonsten sind die Verdauungsprobleme nicht anders zu bewerten und zu behandeln als bei neurotypischen Kindern.

1 MMS besteht aus 2 Flaschen à 100 ml. Eine enthält eine 25 %ige Natriumchloridlösung, die andere einen sogenannten Aktivator aus einer 50 %igen Zitronen-Wein- oder Salzsäure. Es ist ein starkes Oxidationsmittel. Beim Kontakt mit Säure entsteht Chlordioxid, dem eine heilende Wirkung zugesprochen wird. Es kann jedoch Verätzungen hervorrufen, Erbrechen, Durchfall, Nierenversagen, Darmschädigungen erzeugen.

Staatliche Unterstützungsmöglichkeiten

Das Leben mit einem Kind mit ASS bringt viele Belastungen mit sich. Dazukommt, dass Therapien, Förderungen sowie sonstige Unterstützung viel Geld kosten. Daher ist es notwendig, sich auch über diesen Bereich gut zu informieren.

Eingliederungshilfe

Eingliederungshilfe wird, je nach Diagnose, vom Sozialamt oder Jugendamt übernommen. Durch diese Hilfen können Sie für Ihr Kind die Beratung durch Autismus-Förderzentren oder ABA-Anbieter in Anspruch nehmen. Die Leistungsanbieter rechnen oftmals direkt mit den Ämtern ab. In den meisten Fällen müssen sie alle sechs bis zwölf Monate Entwicklungsberichte an das Amt senden, um eine fortlaufende Eingliederungshilfe zu beantragen. In der überwiegenden Zahl der Fälle findet alle sechs bis zwölf Monate zudem ein sogenanntes Hilfeplangespräch (HPG) statt. Bei diesem Gespräch sollten sich Lehrer, Erzieher, Eltern, Therapeuten, Betreuer und Sachbearbeiter des Amtes zusammenfinden, um den Förderbedarf und die Zielsetzungen für das Kind zu kontrollieren und zu dokumentieren.

Rechtliche Grundlagen zur Eingliederungshilfe

Eingliederungshilfe nach dem Kinder- und Jugendhilferecht soll (gemäß § 10 Abs. 4 Satz 1 und § 35a SGB VIII) für seelisch behinderte oder von seelischer Behinderung bedrohte Kinder und Jugendliche geleistet werden. In der Regel gehören Kinder mit Asperger-Syndrom zu dieser Gruppe. Die Leistungen der Eingliederungshilfe werden für diese Kinder also beim Jugendamt beantragt.

Eingliederungshilfe nach dem Recht der Sozialhilfe (SGB XII) soll (gemäß § 10 Abs. 4 Satz 2 SGB VIII) für Kinder und Jugendliche mit geistiger und körperlicher Behinderung geleistet werden. In diese Gruppe werden in der Regel auch Kinder mit frühkindlichem Autismus eingestuft. Die Leistungen der Eingliederungshilfe für Kinder mit frühkindlichem Autismus werden also beim Sozialamt beantragt.

Persönliches Budget

Anstelle der Sach- oder Dienstleistung, wie der autismusspezifischen Förderung, können Familien in den meisten Bundesländern eine wertgleiche Geldzuwendung beantragen. Die Möglichkeit zur Budgetierung betrifft alle sogenannten „Leistungen zur Teilhabe an der Gesellschaft". Durch das Gesetz zur Rehabilitation und Teilhabe von Menschen mit Behinderung (SGB IX) hat jede Familie mit einem Kind mit ASS einen Rechtsanspruch auf das persönliche Budget. Es soll den Betroffenen ermöglicht werden, selbst zu wählen, bei wem sie Leistungen zur Teilhabe in Anspruch nehmen möchten. Dem Leistungsberechtigten sollen somit mehr Eigenverantwortung und Selbstbestimmung ermöglicht werden. Das Wunsch- und Wahlrecht soll gestärkt werden.

Dieses Konzept ist noch nicht hinreichend bekannt und vielleicht auch für Ihr zuständiges Sozial- oder Jugendamt Neuland. Nach § 17 SGB IX kann man ein persönliches Budget bei dem Rehabilitationsträger, der Pflegekasse oder beim Integrationsamt beantragen. Auch die gesetzliche Krankenversicherung, gesetzliche Rentenversicherung, Arbeitsagentur, Unfallversicherung und der Sozialhilfeträger sind „budgetfähig". Der Bedarf wird dabei immer individuell festgestellt und soll die Höhe der bisherigen Dienstleistungen, wie beispielsweise die Betreuung durch das Autismuszentrum, nicht überschreiten. Es wird immer eine Zielvereinbarung zwischen dem Budgetnehmer, also dem Leistungsberechtigten, und dem Leistungsträger, zum Beispiel dem Sozialamt, getroffen. Viele Leistungsträger setzen auch sehr genaue Grenzen, wie ein persönliches Budget zu verwenden ist. In Österreich kann man (Stand April 2014) nur in der Steiermark das persönliche Budget beantragen und nicht für Menschen mit seelischen Behinderungen/psychischen Erkrankungen, wozu auch der Asperger-Autismus zählt. Menschen mit der Diagnose frühkindlicher Autismus fallen aber in die Kategorie „geistige Behinderung", und man könnte hier das persönliche Budget nutzen, um zum Beispiel ABA-Beratungen zu finanzieren. Im Rahmen vereinbarter Auflagen und Kriterien kann eine Familie dann selbst entscheiden, für welche Maßnahme, wie viel Förderung oder Betreuungsleistung sie das Geld anlegen möchte. Die Familie bezahlt dann den Dienstleister, die Person oder Firma, direkt als Kunde oder Arbeitgeber. Bei laufenden Leistungen kann die Geldzuwendung monatlich erfolgen.

Sprechen Sie die Möglichkeiten des Einsatzes mit Ihrem Leistungsträger ab. Man kann das Budget für Haushaltshilfen nutzen, für Betreuungsleistung, Therapie- und Unterrichtsmaterial. Bekommt man zum Beispiel ein persönliches Budget in der Höhe der zuvor erfolgten Eingliederungshilfe, ist es nach Absprache mit dem Amt möglich, ein wissenschaftliches Unterrichtskonzept, einen individualisierten Lehrplan oder eine Therapie von selbst ausgewählten Helfern, Studenten oder Co-Therapeuten umsetzen zu lassen. Sie können nach Absprache mit dem Leistungsträger selbst entscheiden, wie viel Geld Sie für Fortbildungen der Mitarbeiter, Einarbeitung, Fachliteratur, Supervision oder Therapiematerial ausgeben möchten. Über das persönliche Budget einen Integrationshelfer (Inklusionsassistent, Einzelfallhelfer) einzustellen, ist vor allem für Familien interessant, die den I-Helfer des Kindes selbst einarbeiten und einen attraktiven Stundenlohn bieten möchten.

Leistungen der Pflege- und Krankenversicherung

Es ist empfehlenswert, nach einer ASS-Diagnose einen Antrag für **Pflegegeld** zu stellen. Viele Fachbereiche wie Frühförderung, Autismus-Kompetenz-Zentrum (AKZ) oder Familienentlastender Dienst (FED) helfen Familien bei der Antragstellung. Pflegegeld wird nach § 37 SGB XI bewilligt, wenn das Kind zu Hause betreut wird, auch anteilig, wenn das Kind zum Beispiel nur am Wochenende zu Hause betreut wird.

Nach einem formlosen Antrag an die Krankenkasse wird die Familie von einem Gutachter des MDK (Medizinischer Dienst der Krankenversicherung) besucht. Dieser erfragt persönlich den detaillierten Mehraufwand in Betreuung und Pflege, den die Familie des betroffenen Kindes täglich leistet. Das Gutachten kann bei der Krankenkasse eingefordert werden. Es ist möglich, Widerspruch gegen das Gutachten einzulegen. Je nach Beeinträchtigung erhalten viele ASS-Betroffene einen Pflegegrad zwischen 1 (geringe Beeinträchtigung) und 4 (schwerste Beeinträchtigung). In verschiedenen Städten gibt es Einrichtungen, die sich darauf spezialisiert haben, Betreuungsleistungen für Kinder mit besonderen Bedürfnissen anzubieten. Im FED (oder FuD = Familienunterstützender Dienst) werden beispielsweise neben stundenweiser Betreuung auch Wochenendbetreuung sowie Ferienaktivitäten angeboten. Das Ziel ist dabei die Entlastung der Eltern. Diese Fachstellen für Betreuungsleistungen rechnen oft direkt mit der Pflegekasse ab, sodass Eltern sich nicht um die Bezahlung kümmern müssen.

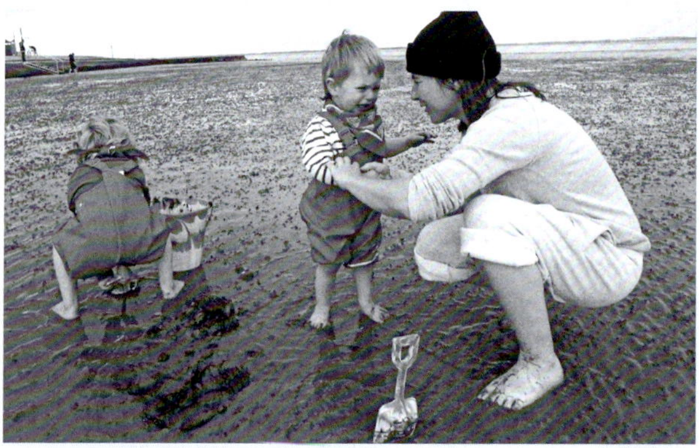

Abb. 29: Urlaub an der See ist für viele Familien mit ASS-Kind ein schwer zu erfüllender Traum

Eltern von Kindern mit ASS sind weitaus mehr Stress und Belastung ausgesetzt als Familien mit neurotypischen Kindern. Sie sollten gezielt auf Betreuungsangebote und Finanzierungsmöglichkeiten hingewiesen und motiviert werden, diese in Anspruch zu nehmen. Kann oder möchte eine Familie keine Unterstützung durch die Pflegekasse in Anspruch nehmen, sollte darüber nachgedacht werden, ob die Familie eine Haushaltshilfe in Anspruch nehmen möchte. So kann die Familie wenigstens im Bereich der Hausarbeit entlastet werden und Eltern haben somit mehr Kapazitäten für den erhöhten Betreuungsbedarf ihrer Kinder.

Die sogenannte **Verhinderungspflege** wird nach § 39 SGB XI gewährt, wenn die pflegende Person ausfällt oder auch mal ohne Kind etwas unternehmen muss oder möchte. Voraussetzung für die Inanspruchnahme ist Pflegegrad 1; die Leistung ist auf 1612,– EUR beschränkt und muss jährlich neu beantragt werden (Stand März 2023). Hierzu müssen bei der Krankenkasse als Nachweis über die Betreuungsleistung Quittungen über Stunden und Geldleistungen (an nicht verwandte Betreuungspersonen) eingereicht werden. Die Krankenkasse stellt als Quittungen für die erbrachten Verhinderungspflegestunden meist Vordrucke zur Verfügung, die von Ihnen nur noch ausgefüllt und unterzeichnet werden.

Viele Familien haben große Schwierigkeiten, eine Möglichkeit zu finden, mit einem Kind mit ASS in den Urlaub zu fahren. Es gibt kaum Ferienanlagen oder Hotels mit einem angemessenen Betreuungsangebot für Kinder mit ASS. Eine gute Idee ist es, ein Ferienhäuschen zu buchen und eine Betreuungskraft mit in den Urlaub einzuladen. Ein

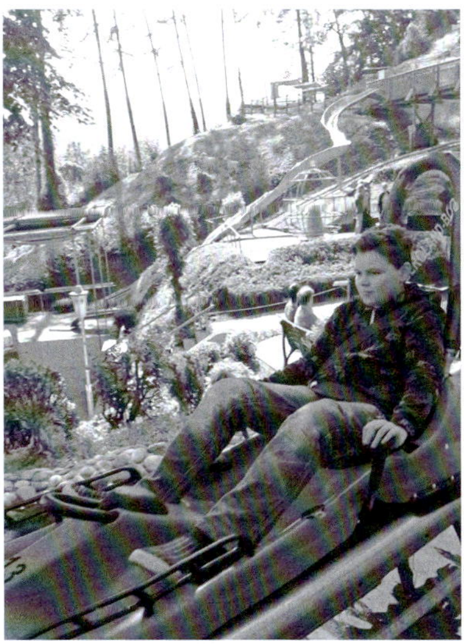

Abb. 30: Abenteuer erleben

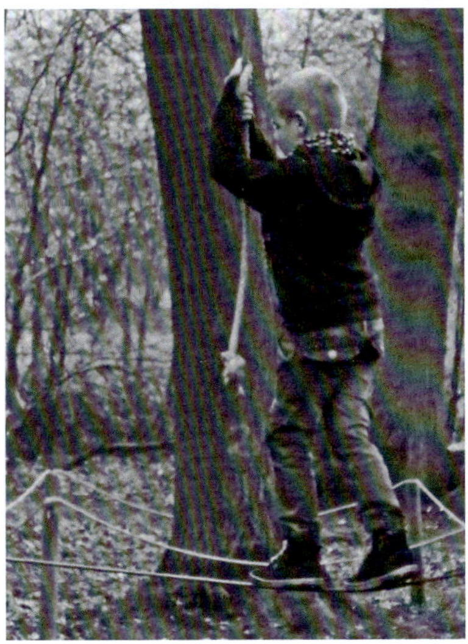

Abb. 31: Neue Erfahrungen sammeln

Extraschlafraum für die Betreuungskraft verändert den Mietpreis für ein Familienferienhaus nur unerheblich. Die Betreuungskraft könnte eine bewährte Babysitterin sein, eine Freundin der Familie oder jemand, der einmal im Kindergarten oder der Schule Ihres Kindes ein Praktikum oder FSJ (Freiwilliges Soziales Jahr) absolviert hat und einen besonderen Draht zu Ihrem Kind knüpfen konnte. Es kann aber auch eine Erzieherin oder Therapeutin sein, die schon lange mit Ihrem Kind arbeitet. Die Betreuungsperson kann dann mehrere Stunden am Tag auf das Kind achtgeben, Sie bei gemeinsamen Ausflügen begleiten oder 1:1 mit dem Kind arbeiten. Sie können Ihr Kind beruhigt in die Hände einer vertrauten Person geben und diese individuelle Betreuung von der Verhinderungspflege finanzieren. So hat die Familie mehrere Stunden Entspannung am Tag, das Kind wird gut betreut und Ihre Betreuungsperson freut sich über eine von der Familie bezahlte Reise. Die Betreuungsperson hat mit täglich höchstens acht bezahlten Arbeitsstunden noch genügend Freizeit, um auf eigene Faust den Urlaubsort zu erkunden. Gönnen Sie sich einen Urlaub als Familie und scheuen Sie sich nicht davor, gute Betreuungskräfte zu fragen, ob sie Sie begleiten möchten.
Verhinderungspflegegeld kann auch sinnvoll dazu eingesetzt werden, einem Menschen mit ASS Inklusion und Teilhabe am gesellschaftlichen Leben auch außerhalb der Schule zu ermöglichen. Man kann eine Begleitperson finanzieren, die den Pflegeversicherten zu Vereinen und anderen Freizeitaktivitäten, z. B. zum Sport, Schwimmen, Darts, Schach, Fitnessstudio, zur Feuerwehr, VHS, zum Schützen- oder Karnevalsverein, Fahrradausflug, Musikunterricht, Tanz, Reiten, Kino, Eisessen, Museumsbesuch, Tierpark, Theater oder zu Konzerten usw. begleitet und die Teilnahme an Ferienaktionen ermöglicht. Die Verhinderungspflege kann jedoch auch ganz einfach eine Möglichkeit sein, zu Hause die Betreuung zu gewährleisten, damit die Eltern (oder Pflegenden) Dinge wie Haushalt, Papierkram oder Einkäufe erledigen können oder einfach mal zum Sport oder zum Friseur gehen können.

In Krisensituationen kann im gleichen Jahr zusätzlich zur Verhinderungspflege eine **Kurzzeitpflege** gewährt werden. Hier kann das Kind vorübergehend in einer vollstationären Einrichtung aufgenommen werden, wenn laut § 42 SGB XI keine häusliche oder teilstationäre Betreuung möglich ist. Die Kurzzeitpflege ist auf vier Wochen und derzeit 1774,– EUR pro Kalenderjahr beschränkt (Stand März 2023). Sie kann in Anspruch genommen werden, wenn die Eltern beispielsweise erkrankt sind, eine Kur besucht wird oder eine alleinerziehende Mutter ein weiteres Kind zur Welt bringt.

Wichtig: Wer keine Kurzzeitpflege in Anspruch nimmt, kann bei der Pflegekasse beantragen, die Hälfte des Betrages für Kurzzeitpflege (+ 887,– Euro) auf die Verhinderungspflege aufrechnen zu lassen. So stünden 2499,– Euro jährlich für Verhinderungspflege zur Verfügung. Dieser Kombibetrag muss jährlich neu beantragt werden. Auch die Personen oder Pflegedienste, die Sie für Leistungen der Verhinderungspflege bezahlen möchten, sollten im Antrag benannt sein.

Eine weitere Leistung der Pflegeversicherung ist der **Entlastungsbetrag** (§ 45b SGB XI) von 125,– EUR monatlich, auf den Versicherte mit erheblich eingeschränkter Alltagskompetenz Anspruch haben. Den Betrag erhält man nach einmaligem Antrag bei der Krankenkasse gegen Vorlage der Rechnung eines Pflegedienstes. Er wird zum Beispiel für eine Haushaltshilfe durch einen Pflegedienst eingesetzt. Der Pflegedienst darf den Entlastungsbetrag mit Ihrer Zustimmung auch direkt mit Ihrer Pflegekasse abrechnen.

Bei Krankheit eines Kindes besteht für ein Mitglied der gesetzlichen Krankenkasse die Möglichkeit einer **kurzzeitigen Freistellung** des Arbeitnehmers für bis zu 10 Tagen. In der Zeit wird auf Antrag Krankengeld gezahlt. Beschäftigt der Arbeitgeber 15 oder mehr Mitarbeiter, besteht sogar ein Anspruch auf unbezahlte **Pflegezeit** bis zu sechs Monaten im Jahr.

Schwerbehindertenausweis

Ab einem Grad der Behinderung (GdB) von über 50 gilt eine betroffene Person als schwerbehindert und hat damit Anrecht auf einen Schwerbehindertenausweis. Bei ASS kann ein GdB von 10–100 festgestellt werden, der nach dem Ausmaß der sozialen Anpassungsschwierigkeiten bewertet wird. Der Ausweis soll einen Ausgleich für Nachteile bewirken, die durch individuelle Einschränkungen entstehen, und zu diesem Zweck bestimmte Vergünstigungen ermöglichen, z. B. einen kostenfreien Eintritt ins Schwimmbad für eine Begleitperson. Auf dem Ausweis finden sich bei Bedarf auch besondere Kennzeichnungen, wie „B“ für die Notwendigkeit ständiger Begleitung oder „H“ für Hilflosigkeit. Die Vorteile liegen nicht nur in den Vergünstigungen, sondern auch in Unterstützungsmaßnahmen für Ausbildung und Beruf. Anträge für den Behindertenausweis erhält man bei der zuständigen Gemeinde. Die ausgefüllten Anträge schickt man zusammen mit der offiziellen Diagnose durch einen Psychiater, den vorhandenen Berichten und einem Lichtbild an das Landratsamt. Diagnose und Berichte sollten detailliert alltägliche Beeinträchtigungen und den Unterstützungsbedarf in allen Lebensbereichen genau definieren.

Sonderpädagogischer Unterstützungsbedarf (zuvor „Förderbedarf“ genannt)

Schüler und Schülerinnen haben ein Recht auf individuell angepasste Maßnahmen, wenn sie wegen einer bestehenden oder drohenden Behinderung auf sonderpädagogische Unterstützung (SPU) angewiesen sind (§ 4 Abs. 2 Satz 2 NschG). In der Schule eines Kindes entscheidet der „Runde Tisch“ über den sonderpädagogischen Unterstützungsbedarf. Hierbei handelt es sich entweder um zusätzliche Förderstunden innerhalb der Schule oder um die Unterstützung durch stationäre Einrichtungen. Formulare zur Feststellung eines SPU findet man online bei der Landesschulbehörde. Etwa 5 % aller Kinder und Jugendlichen in Deutschland haben einen sonderpädagogischen Unterstützungsbedarf.

Ist ein sonderpädagogischer Unterstützungsbedarf festgestellt worden, hat die Familie die Wahl zwischen inklusiver Beschulung oder einer zuständigen Förderschule.

Für den sonderpädagogischen Unterstützungsbedarf können verschiedene **Förderschwerpunkte** festgestellt werden. Für jeden Förderschwerpunkt wird man unterschiedliche Fachförderschulen finden. Einige Förderschulen bieten einen Förderschul- und Hauptschulabschluss an. Andere Schulen sind so konzipiert, dass die Schüler nach der Grundschulzeit an der Förderschule oder in einer Förderschulklasse die weiterführende Regelschule besuchen können. Immer mehr Förderschulen in Deutschland werden aufgrund der UN-Konvention über die Rechte von Menschen mit Behinderungen („Behindertenrechtskonvention = BRK“) geschlossen, die Förderschullehrer an die Regelschulen verteilt, um Inklusion in Deutschland voranzutreiben (siehe „Integration und Inklusion“). Je nach Förderschwerpunkt und Bundesland fallen die individuellen Unterstützungsformen unterschiedlich aus. Informieren Sie sich beim Kultusministerium des jeweiligen Bundeslandes (www.kmk.org).

Förderschwerpunkt Lernen

In diesem Fall ist die Lern- und Leistungsentwicklung in einem Maße beeinträchtigt, dass der Schüler auf einer Regelschule auch mit zusätzlichen Hilfen nicht seinen Möglichkeiten, Fähigkeiten und Begabungen entsprechend gefördert werden kann. Beispiele sind eine Lese-Rechtschreibschwäche oder auch eine Wahrnehmungsstörung, die es erschweren können, den Stoff zu erarbeiten. Kinder mit einem sonderpädagogischen Unterstützungsbedarf mit dem Förderschwerpunkt „Lernen“ oder „geistige Entwicklung“ werden in der Regel zieldifferent unterrichtet. Die Lerninhalte beziehen sich immer auf das Kerncurriculum der Grundschule, die Ziele werden jedoch durch individuell angepasstes Material erarbeitet und deutlich langsamer erreicht. Diese Schüler erhalten ein abweichendes Förderschulzeugnis. Im Zeugnis wird deutlich gemacht, dass das Kind nach den Bestimmungen des Förderschwerpunktes unterrichtet wurde. Für alle anderen Förderschwerpunkte gilt ein „zielgleicher" Unterricht. Schüler mit dem Förderschwerpunkt „Lernen" können nach der neunten Klasse den Förderschulabschluss oder nach der zehnten Klasse den Hauptschulabschluss erhalten.

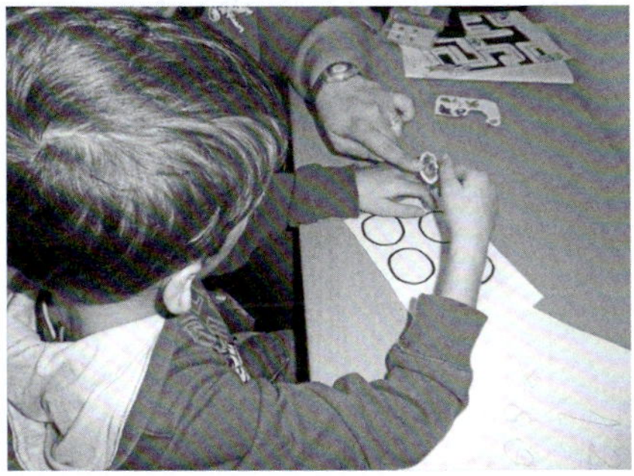

Abb. 32: Dieser Junge sammelt Sticker für gute Mitarbeit

Ein Kind mit diesem Förderschwerpunkt wird in seiner Klasse zudem für bis zu drei Stunden pro Woche durch einen Förderschullehrer unterstützt.

Förderschwerpunkt geistige Entwicklung

Dieser Förderschwerpunkt gilt für Kinder mit geistiger Behinderung wie beispielsweise Down-Syndrom. Die Schüler mit dem Förderschwerpunkt „geistige Entwicklung" werden zieldifferent nach einem speziellen Kerncurriculum für den Förderschwerpunkt „geistige Entwicklung" unterrichtet und bekommen eine Extraunterstützung von fünf Förderschullehrstunden pro Woche. Je nach Schwere der Behinderung kommt noch eine Unterstützung durch einen pädagogischen Mitarbeiter hinzu, der das Kind in einer Klasse bis zu fünf Stunden pro Woche unterstützt.

Förderschwerpunkt körperliche und motorische Entwicklung

Körperliche Beeinträchtigungen können höchst unterschiedlich ausfallen. Dazu gehören unter anderem zerebrale Bewegungsstörungen, Muskel-, Herz- oder Kreislauferkrankungen, Epilepsie, Rheuma oder Stoffwechselstörungen. Ab der dritten Klasse kann die Note in Sport für einen sogenannten Nachteilsausgleich (siehe dort) ausgesetzt werden. Im Zeugnis wird dann klargestellt, dass die Sportnote aufgrund eines sonderpädagogischen Unterstützungsbedarfs mit Förderschwerpunkt „körperliche und motorische Entwicklung" ausgesetzt wurde.

Förderschwerpunkt emotionale und soziale Entwicklung

Betroffene Schüler haben oft Schwierigkeiten, ihre Umwelt, Reaktionen und Verhaltensweisen der Mitmenschen wahrzunehmen und richtig einzuordnen. Sie sind oftmals impulsiv, zeigen sich unangepasst in der Interaktion, sodass Missverständnisse in der sozialen Kommunikation entstehen. Überforderungen führen zu Rückzug, unangepass-

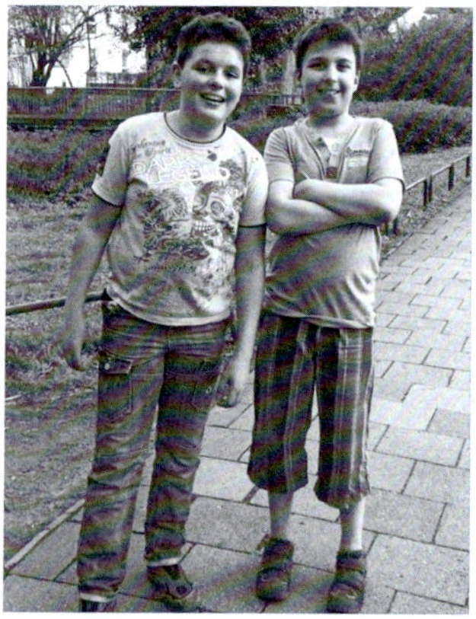

Abb. 33: Einen Freund zu finden, ist nicht immer leicht

tem Verhalten oder Aggressionen. Viele Kinder mit ASS erhalten diesen Förderschwerpunkt. Bei diesem Förderschwerpunkt gibt es keine zusätzlichen Förderstunden für das Kind, sondern Beratung durch mobile Dienste.

Förderschwerpunkt Hören und Kommunikation

Die Beschulung im gemeinsamen Unterricht (GU) kann sich von sehr leicht bis sehr schwierig gestalten, wenn z. B. der Lehrer der Zeichensprache mächtig sein muss. In der Regel besuchen Kinder mit einer starken Hörbehinderung daher Sonderschulen, die auf diesen Schwerpunkt ausgerichtet sind. Das Curriculum entspricht dem der Regelschulen, die Unterrichtsmedien sind jedoch der Behinderung angepasst.

Förderschwerpunkt Sehen

Dieser Förderschwerpunkt umfasst sämtliche Formen der Sehbehinderungen. Hier ist die Integration oft schwierig in den gemeinsamen Unterricht zu übertragen, da spezialisiertes Unterrichtsmaterial benötigt wird. Der Lehrer muss in der Lage sein, dieses anzuwenden. In der Regel besuchen Kinder mit einer starken Sehbehinderung daher Sonderschulen, die auf diesen Schwerpunkt ausgerichtet sind. Das Curriculum entspricht dem der Regelschulen, die Unterrichtsmedien sind jedoch der Behinderung angepasst.

Förderschwerpunkt Sprache

Schüler mit diesem Förderschwerpunkt sind in der Regel gut förderbar. In Grundschulen gibt es oftmals Sprachförderklassen. Es besteht eine sonderpädagogische Grundversorgung von zwei Stunden pro Woche durch eine Förderschullehrkraft für eine solche Klasse.

Förderschwerpunkt Autismus

Die Förderung von Menschen mit ASS kann in allen Schulformen erfolgen, da ASS von geistiger Behinderung bis Hochbegabung reichen kann. Bei der Diagnose „Atypischer Autismus“ wird häufig geprüft, ob durch die individuellen Herausforderungen nicht eine Zuordnung in einen anderen Förderbereich erfolgen sollte. Der Fokus der Förderung soll auf der Kommunikationsfähigkeit und der Wahrnehmungsfähigkeit liegen.

Wichtig: Es kommt häufig vor, dass Schüler eine ASS-Diagnose haben, jedoch kein sonderpädagogischer Unterstützungsbedarf festgestellt wurde. Kinder ohne festgestellten Unterstützungsbedarf erhalten auch keine Unterstützung durch einen Förderschullehrer. Sind oder werden im Laufe der Schulzeit zusätzliche Förderstunden notwendig, muss der sonderpädagogische Unterstützungsbedarf in der Schule an einem Runden Tisch geprüft und entschieden werden.

Nachteilsausgleich

Viele von ASS betroffene Schüler haben aufgrund physischer, psychischer und sozialer Einschränkungen einen Bedarf zum Nachteilsausgleich (Wertgen, 2013, S. 29ff). Der Anspruch wird aus Artikel 3, Abs. 3, Satz 2 des Grundgesetzes und aus § 48 des Schwerbehindertengesetzes hergeleitet. Die Gewährung erfolgt unabhängig von Diagnose, Behindertenausweis oder sonderpädagogischem Unterstützungsbedarf. Es muss jedoch eine offensichtliche, nachprüfbare Einschränkung vorliegen, die die Leistungserbringung in der Schule einschränkt.

Nachteilsausgleich bedeutet, Ersatzleistungen für Schulleistungen zu schaffen. Es darf weder zu einer Abwertung der Leistung, Reduzierung des Leistungsanspruchs noch zu einer Benachteiligung der Mitschüler kommen. In der Gesamtkonferenz einer Schule sollten mit Eltern- und Schülervertretern allgemeine Konzepte und Förderpläne für schulinterne Autismusförderung samt Nachteilsausgleich erstellt werden.

Der Antrag zum Nachteilsausgleich wird bei der Schulleitung gestellt. Der Nachteilsausgleich für einen individuellen Fall wird meist in der Klassenkonferenz entschieden. Der Schulleiter sollte immer mit einbezogen werden oder bestimmen, dass die Klassenkonferenz über die Ausarbeitung eines Nachteilsausgleichs entscheiden darf. Es muss mit jedem Fachlehrer besprochen werden, wie man in jedem Fach einen Nachteilsausgleich unter Berücksichtigung der individuellen Bedürfnisse anwenden kann. Individuell kann überlegt werden, ob eine Überprüfung des Nachteilsausgleichs nach drei bis sechs Monaten wiederholt werden sollte, da sich Anforderungen stets verändern können. Hierzu gibt es keine rechtlichen Vorgaben.

Beispiel

Ein Junge mit Asperger-Syndrom hatte große Probleme, sich bei Tests im Klassenraum zu konzentrieren. Er fühlte sich durch Geräusche und Lichteinflüsse so stark abgelenkt, dass er insbesondere in Testsituationen kaum fähig war, angeeignetes Wissen abzurufen. In der Klassenkonferenz wurde mit Zustimmung des Schulleiters abgesprochen, dass der Schüler Tests bis auf Weiteres in einem Nebenraum schreiben darf, der eine viel reizreduziertere Umgebung bietet als der Klassenraum. Nach einigen Monaten lernte der Schüler immer besser mit der Geräuschkulisse und anderen sensorischen Einflüssen der Klasse umzugehen. So wurde während einer erneuten Überprüfung entschieden, dass der Junge Tests von nun an in der Klasse schreiben soll.

Ist es einem Schüler in einem Fachbereich nicht möglich, aufgrund seiner besonderen Einschränkungen die erforderlichen Leistungen zu erbringen, sollten verschiedenste Ideen angeboten werden, was inhaltlich als Kompensationsleistung umsetzbar und bewertbar ist. Es können Bedingungen für mündliche, schriftliche und praktische Leistungsanforderungen verändert werden.

Als Kompensationsleistung für Sport wäre beispielsweise denkbar, einen Aufsatz über eine Sportart oder Anatomie, das pünktliche Erscheinen oder die Teilnahme beim Aufbau der Sportgeräte auf gleichem Niveau zu bewerten.

Hat ein Schüler große Probleme damit, schriftliche Klausuren zu bewältigen, könnte man zur Wissensabfrage ein Interview nutzen. Die Lehrerin könnte dem Kind mit Nachteilsausgleich Fragen zu den behandelten Themen stellen, die Antworten des Schülers notieren und so den Wissensstand des Schülers bewerten.

Art und Begründung des Nachteilsausgleichs müssen in der Klassenkonferenz jedoch detailliert dokumentiert werden. Im Teamgespräch sollte man im Sinne des Kindes verhandeln, jedoch auch den Lehrern klarmachen, dass dem Schüler kein Vorteil eingeräumt wird, sondern ein Nachteil ausgeglichen wird.

Wird ein Nachteilsausgleich gewährt, sollte dieser in einem klärenden Gespräch mit der Klasse offen dargelegt und begründet werden. Diesem Gespräch muss der betroffene Schüler vorher zugestimmt haben.

Werden die Leistungen eines Schülers wie besprochen in einem Fach entsprechend dem Nachteilsausgleich bewertet und wird dadurch eine zielgleiche Beschulung weiterhin möglich, wird der Nachteilsausgleich nicht im Zeugnis erwähnt. Eltern können das Protokoll der Klassenkonferenz als Kopie einfordern. Das Kind sollte wenn möglich (ungefähr ab der fünften Klasse) bei der Festlegung des Nachteilsausgleichs mit einbezogenen werden, wenn es dies möchte. Vor der dritten Klasse ist der Nachteilsausgleich nicht nötig, da es vorher keine benoteten Leistungstests gibt.

In allen Bundesländern wird der Nachteilsausgleich unterschiedlich umgesetzt (www.kmk.org). Die gesetzliche Grundlage der Empfehlung zum Nachteilsausgleich ist nur zum Teil im Schulrecht verankert. Das Behindertenrecht besagt, dass Behinderte wegen ihres Nachteils nicht benachteiligt werden dürfen. Asperger-Betroffene zum Beispiel werden jedoch in vielen Schulen nach normalen Kriterien beurteilt. Zur Umsetzung gibt es keine einheitliche Regel sowie keine Verpflichtung für die Schulen. Daher ist die Umsetzung oft von der Bereitschaft der Lehrer einer Schule abhängig.
Natürlich ist auch auf die Leistungskapazitäten des Lehrers Rücksicht zu nehmen, der neben den Aufgaben für die Klasse oft noch angepasste Aufgaben für geflüchtete Kinder und zusätzlich für Schüler mit Nachteilsausgleich anbieten muss. Hierbei erhält er keine Hilfe durch einen Sonderpädagogen.

Der Nachteilsausgleich dient der Kompensation der durch die Behinderung entstehenden Nachteile und stellt keine Bevorzugung der behinderten Schüler gegenüber den Mitschülern dar (§ 209 SGB IX).

| Integration und Inklusion

Die „UN-Convention on Rights of Persons with Disabilities" (UN-Konvention über die Rechte von Menschen mit Behinderungen oder „Behindertenrechtskonvention – BRK") ist ein völkerrechtlicher Vertrag von 2006 auf der Grundlage der Menschenrechte (vgl. Grundgesetz, Artikel 3). Menschen mit Behinderungen soll eine gleichberechtigte und uneingeschränkte Teilhabe in allen Bereichen des gesellschaftlichen Lebens ermöglicht werden. Dies schließt das Recht auf einen barrierefreien Zugang zu Bildung ausdrücklich mit ein. In Deutschland trat sie 2009 in Kraft und ist damit für alle Schulen verbindlich. Jede Schule ist somit eine inklusive Schule. Daher muss Inklusion nicht mehr beantragt werden.

Der Artikel 24 der BRK beschreibt die in allen UN-Staaten geltenden Richtlinien zur inklusiven Bildung und beinhaltet die Möglichkeit der gemeinsamen Beschulung. Artikel 24 legt den Zugang zur Regelbeschulung als den Normalfall fest. Das gemeinsame Lernen von Behinderten und Nichtbehinderten wird als allgemeines Menschenrecht anerkannt. In Deutschland müssen derzeit gewaltige strukturelle Veränderungen stattfinden, um das individuelle Recht auf einen diskriminierungsfreien Zugang zu wohnortnaher angemessener Beschulung für jedes Kind umsetzen zu können.

Bei dem Verfahren zur Feststellung eines sonderpädagogischen Unterstützungsbedarfs sollen Eltern intensiv beraten und angeleitet werden. Die Entscheidung, ob das Kind eine Regelschule oder eine Förderschule besuchen soll, treffen aber die Eltern. Einzige Ausnahme ist der Förderschwerpunkt „Lernen". Im Land Niedersachsen besuchen z. B. seit August 2013 alle Schüler mit dem Förderschwerpunkt „Lernen" Regelschulen. Die Förderschulen für diesen Bereich wurden abgeschafft. Förderschulen mit anderen Schwerpunkten sind zugleich sonderpädagogische Förderzentren und sollen in Zukunft immer mehr als Kompetenzzentren für Inklusion fungieren. Sie sollen zum Beispiel die Planung, Steuerung und Koordination des Einsatzes von Förderschullehrkräften und pädagogischen Mitarbeitern koordinieren.

Lehrer der Regelschulen sollen durch Fortbildungsmaßnahmen auf die inklusive Schule vorbereitet werden. In der Realität bedeutet dies für unsere Lehrer an der Regelschule, dass sie sich über das Thema ASS meist selbst informieren müssen. Grundschul-, Oberschul-, Haupt- und Realschullehrer sind im Studium durch die Pädagogik meist nur wenig bis gar nicht auf die Mammutaufgabe Inklusion vorbereitet worden, die sie zu bewältigen haben. Gymnasiallehrer haben häufig nicht einmal Pädagogik im Studium. Sie können also nicht bei jedem Lehrer voraussetzen, dass er sich mit der Thematik Inklusion oder gar mit ASS auskennt. Fragen Sie die Lehrer Ihres Kindes, wann und ob Ihr Ansprechpartner für Autismus in der Schule eine Informationsveranstaltung abhalten kann. So eine

Fortbildung ist sinnvoll eingesetzte Zeit, die Ihr Fachtherapeut vom Autismuszentrum oder Ihr ABA-Berater im Rahmen der Eingliederungshilfe für Ihr Kind umsetzen kann.

Inklusion findet jedoch nicht nur in den Schulen, sondern auf allen Ebenen der Gesellschaft statt, wie in Vereinen, im Berufsleben und im öffentlichen Leben. Das Ziel ist es, eine inklusive Gesellschaft zu schaffen, in der kein Mensch diskriminiert wird.

Es macht Sinn, für Ihr Kind einen Verein zu suchen, auch wenn es auf den ersten Blick den Anschein hat, dass es nicht alles mitmachen kann. Wenn sich Ihr Kind zum Beispiel für die Feuerwehr begeistert, sprechen Sie mit der örtlichen Jugendfeuerwehr und bereiten Sie ihm einen gelungenen Einstieg in die Jugendgruppe. Es werden sich geeignete Aufgaben auch für ein stark betroffenes oder nonverbales Kind finden. In einem Theaterverein kann das Kind z. B. beim Bühnenaufbau helfen, den Vorhang oder die Pausenklingel bedienen. In einem Fußballverein kann es mit anfeuern, beim Spielmannszug die Fahne tragen, beim Schwimmkurs kann es mit Schwimmhilfe und langsamer mitmachen. Dabei sein, dazugehören und gemeinsam Spaß haben, ist das wichtigste Ziel. Viele Kinder mit Asperger-Syndrom spielen in Schach-Klubs für Erwachsene, besuchen einen Japanischkurs an der VHS oder besuchen gerne wöchentlich das Museum für Modelleisenbahnen. Schauen Sie über den Tellerrand! Ihr Kind ist nicht wie alle anderen, daher muss es auch nicht ein Hobby haben wie alle anderen. Damit ein Kind regelmäßig bei Vereinsaktivitäten dabei sein kann, könnte die Betreuung in dieser Zeit durch einen Mitarbeiter des FED gewährleistet werden.

In der deutschen Version der BRK wurde der englische Begriff „inclusion“ durch „Integration“ ersetzt, obwohl diese Begriffe anders definiert werden. Hier eine Begriffsklärung:

- **Exklusion** „Ausschließen“: Trennung von bildungsfähigen und bildungsunfähigen Menschen.
- **Segregation** „Aussondern“: Trennung und Konzentration nach Fähigkeiten und Eigenschaften. Dieses System findet sich auch in der Unterteilung in Gymnasium, Realschule und Hauptschule.
- **Integration** „Eingliedern“: Fügt vorher Getrenntes wieder zusammen. Gemeinsam, aber nebeneinander in der sogenannten „Zwei-Gruppen-Theorie“ von Behinderten und nicht Behinderten. Der Begriff „Integration“ wird in Deutschland jedoch viel häufiger mit der Integration von Migranten in die deutsche Gesellschaft in Verbindung gebracht als mit der Integration von Menschen mit Behinderungen.
- **Inklusion** „Einschließen“: Alle lernen gemeinsam. Die Struktur der Schule muss sich dem Individuum anpassen. In diesem System „Theorie der egalitären Differenz“ werden alle Kinder gemeinsam unterrichtet und differenziell gefördert. Es bestehen

heterogene Lerngruppen aus einer „Vielfalt der Kinder". Dies bedeutet, dass Kinder mit verschiedenem Förderbedarf „unausgelesen" am gemeinsamen Unterricht teilnehmen und für jedes Kind eine individuelle Anpassung des Unterrichts erfolgen muss. Die Inklusion soll die Integration in Deutschland ablösen.

Inklusion ist ein Menschenrecht! Es stellt sich nicht die Frage ob Inklusion – JA oder NEIN. Es stellt sich in jedem individuellen Fall und in jeder Schule die Frage danach, wie Inklusion umgesetzt werden kann.

An Schulen, die Inklusion praktizieren, stellte man fest, dass die Schüler mit einer Behinderung in diesem System besser lernen und die Regelschüler nicht schlechter werden. Es gibt Belege dafür, dass Schüler, die behinderte Mitschüler unterstützen, ihre sozialen Fähigkeiten erweitern.

Für Inklusion ist grundsätzlich jede Schulform möglich. Je nach Art des sonderpädagogischen Unterstützungsbedarfs der I-Kinder in der Klasse setzt sich die Menge der zusätzlichen Förderschulstunden zusammen. Viele Integrationskinder bekommen einen I-Helfer (Integrationshelfer, Einzelfallhelfer, Schulbegleiter, Inklusionsassistenten) zur Seite gestellt. Oftmals ist auch ein I-Helfer für zwei bis drei Kinder zugleich zuständig, um den Lehrer in seiner Arbeit zu unterstützen und zu entlasten. Derzeit ist in Planung, sogenannte Klassenassistenten einzusetzen. Ob in einer Klasse mit Klassenassistent ein Kind einen I-Helfer bekommt, soll weiterhin möglich sein und im Einzelfall entschieden werden. Um den Kontakt zu den Eltern zu erleichtern und Austausch und Kommunikation effektiv zu gestalten, gibt es sogenannte „Logbücher", die Eltern regelmäßig unterschreiben müssen, um sicherzustellen, dass sie auch gelesen werden (siehe „Logbuch"). Möchte man für sein Kind die Inklusion in einer Schule oder Klasse erwirken, die zuvor noch nicht inklusiv gearbeitet hat, sollte man auf jeden Fall Zwang und Druck vermeiden, um Lehrer nicht vor der neuen Herausforderung zu verschrecken. Klagen Familien das Recht auf Inklusion ein, wird das Kind letztendlich in einer Schule oder Klasse landen, deren Lehrer sich nicht freiwillig für die Beschulung des Kindes entschlossen haben. Bei der Suche nach einem inklusiven Platz sind stets Teamwork und ein sanfter Einstieg wichtig. Lehrer müssen über die Vorteile und neuen Aufgaben genau aufgeklärt werden. Bestenfalls sollte man der Schule freundlich anbieten, für das Kollegium einen Vortrag über ASS zu arrangieren, um alle Lehrer mit dem Verständnis über ASS sowie mit ersten Handlungshinweisen ausstatten zu können. Diese Aufgabe können der Autismusbeauftragte Ihrer Region oder die Fachleute Ihrer Autismusförderstelle übernehmen. In einigen Städten

gibt es neben der Autismusberatung für Kind und Familie eine spezielle Autismusberatungsstelle für Schulen.
Viele Lehrer erkennen die Problematik von ASS nicht selbst, da das betroffene Kind eventuell besonders ruhig und angepasst wirkt und andere Kinder in der Klasse offensichtlich auffälliger sind. Die Broschüre „Mir gefällt alles, was ein System hat“ (www.autismus-unterfranken.de) bietet interessante und praktische Informationen zum Thema ASS und eignet sich besonders zur Weitergabe an Lehrer und Erzieher.

Es kann sinnvoll sein, Klassenkameraden über ASS aufzuklären und dabei den Blick der anderen Kinder auf die positiven Besonderheiten des betroffenen Kindes zu lenken. Der betroffene Schüler (oder sein Erziehungsberechtigter) muss zuvor zustimmen.

Es kann hilfreich sein, Kindern Handlungsvariationen vorzugeben, wie sie ihren betroffenen Mitschüler am besten unterstützen oder mit ihm in Interaktion treten können.

Bei einem Aufklärungsgespräch über ASS sollte Folgendes in den Vordergrund gestellt werden:

- ASS ist eine Besonderheit. Besonders sind das Verhalten, die Kommunikation und die Interessen.
- Unter den Betroffenen gibt es Menschen, die hochintelligent sein können. Viele Wissenschaftler und Berühmtheiten haben ASS.
- Menschen mit ASS lernen anders. Das Gehirn funktioniert nicht schlechter, aber spezialisierter. Sie brauchen einen speziellen Unterricht.
- Viele Menschen mit ASS lernen Mathematik, Lesen und den Umgang mit Computern oft noch, bevor sie sprechen können, müssen aber dafür mühsam das erarbeiten, was typisch entwickelte Personen wie selbstverständlich lernen: Interaktion und soziales Verhalten.
- Viele Menschen mit ASS haben wenige Interessen, werden darin aber schnell zu Experten, sie kennen z. B. alle Fischarten oder alle Straßennamen einer Stadt.
- Viele Menschen mit ASS haben ein fotografisches Gedächtnis.
- Menschen mit ASS können eine extreme Ausdauer haben und ihre Konzentration für lange Zeit auf ein spezielles Thema lenken.
- Menschen mit ASS haben oft eine andere Wahrnehmung. Sie können intensiver hören, sehen, riechen oder schmecken und sind dadurch meist sehr empfindlich, schnell gereizt, abgelenkt und gestresst.
- Viele Menschen mit ASS sind oft gestresst und mögen daher keine Veränderungen oder lehnen es ab, wenn man von Plänen abweicht. Sie möchten oft, dass alles seinen immer gleichen Ablauf hat, und frustrieren schnell, wenn etwas nicht so läuft wie geplant.

- Da sie keine Veränderungen mögen, freuen sich die meisten Menschen mit ASS, wenn man ihnen alles genau erklärt, was geplant ist oder was geschehen wird. Oft helfen auch strukturierende Tagespläne mit Bildern.
- Menschen mit ASS fällt es sehr schwer, sich in andere Menschen zu versetzen, sie verstehen oft nicht, was andere denken, fühlen oder meinen. Sie können häufig Mimik und Gestik nicht deuten, dadurch kann es zu Missverständnissen kommen.
- Viele Menschen mit ASS haben Probleme, Freundschaften zu knüpfen, weil es ihnen so schwerfällt, andere Menschen zu verstehen. Es ist wichtig, Gemeinsamkeiten zu finden oder Dinge, die man zusammen tun kann. Kinder mit ASS lernen am besten von anderen Kindern, wie man z. B. spielt.

Leider zeigt die Erfahrung, dass eine Aufklärung der Eltern von Mitschülern über ASS bedauerlicherweise nicht den Effekt hat, mehr Rücksichtnahme und Verständnis zu bewirken. Stattdessen kommt es häufig vor, dass Eltern ihre Kinder bitten, sich von dem betroffenen Kind fernzuhalten. Die Generationen, die selbst ohne Inklusion groß wurden, sind in dieser Hinsicht leider noch oft mit Angst und Vorurteilen gegen das „Anderssein" behaftet und unterstützen Freundschaften der eigenen Kinder mit I-Kindern nicht.

Integrationshelfer

Benötigt das Kind einen I-Helfer, wird im optimalen Fall bereits vor Schulbeginn durch den Kindergarten gemeinsam mit den Eltern ein Antrag an das Jugendamt/Sozialamt gestellt. Aktuelle Berichte der Schule, des Kindergartens, diagnostische und therapeutische Berichte usw. sind notwendig, um deutlich zu machen, dass eine Schulbegleitung sinnvoll ist. Nach Antragstellung besucht ein Sachbearbeiter das Kind zu Hause oder im Kindergarten, macht sich ein Bild und befragt Eltern und Erzieher.
Einzelfallhelfer können Personen werden, die ein Freiwilliges Soziales Jahr (FSJ) machen möchten, Praktikanten oder Studenten. Bei hohen pädagogischen Anforderungen kann man aber einen Antrag auf einen „qualifizierten" Einzelfallhelfer stellen. Fachlich qualifiziert ist jedoch ein dehnbarer Begriff. So kann jemand mit einer pädagogischen oder therapeutischen Ausbildung als „qualifiziert" gelten oder auch ein beruflicher Quereinsteiger, der entsprechende Arbeitserfahrung oder Fortbildungen vorweisen kann. Angestellt werden Integrationshelfer meist durch Wohlfahrtsverbände, wie z. B. Paritätischer Wohlfahrtsverband, DRK, ASB oder Lebenshilfe e. V., manchmal direkt durch Autismuszentren oder auch von der Familie selbst (siehe „Persönliches Budget"). Der Arbeitgeber sollte dafür sorgen, dass der I-Helfer auf seine Aufgabe angemessen vorbereitet und geschult wird, was leider in der Realität oft nur ungenügend geschieht.

Wichtigste Eigenschaften eines I-Helfers sind die Bereitschaft zum positiven Beziehungsaufbau und eine konsequente Grundhaltung. Ein Kind sollte seinen I-Helfer sehr mögen, beide sollten viel Spaß zusammen haben. Es ist dringend zu empfehlen, dass der Arbeitgeber des I-Helfers zunächst einige Stunden, bestenfalls zwei Wochen zum Kennenlernen finanziert. Ist der I-Helfer dem Kind unsympathisch, kann nicht damit gerechnet werden, dass er dem Kind in der Schule eine Hilfe ist. Im Gegenteil: Es gibt Kinder, die sich ihrem I-Helfer gegenüber verschließen und eine Anleitung dadurch unmöglich wird. Wenn das Kind seinen I-Helfer ablehnt, wird es wahrscheinlich unangemessene Verhaltensweisen entwickeln, anstatt Fortschritte zu erzielen. Eine gute Zusammenarbeit kann nur auf einer guten Beziehung, geprägt durch Akzeptanz, Vertrauen und Sympathie funktionieren. Ein frühzeitiges Kennenlernen in geschützter, am besten häuslicher Umgebung ist also unerlässlich für einen erfolgreichen Start. Der I-Helfer sollte die Zeit nutzen, um herauszufinden, was die Interessen und Hobbys des Kindes sind. Vielleicht kann man gemeinsam mit den Eltern oder Geschwistern ein Spiel spielen oder ein Eis essen gehen. Das Kind soll den I-Helfer jedoch auch ganz deutlich als jemanden annehmen, der das Einhalten von Regeln einfordert und Grenzen setzt. Ein guter Autismusberater, der Ihrer Familie bereits helfen konnte und der Erfahrungen darin hat, Schulen und Klassen zu beraten, kann einem I-Helfer Anleitung, Tipps und Unterstützung geben. Animieren Sie Ihren Integrationshelfer, sich über ASS zu informieren.

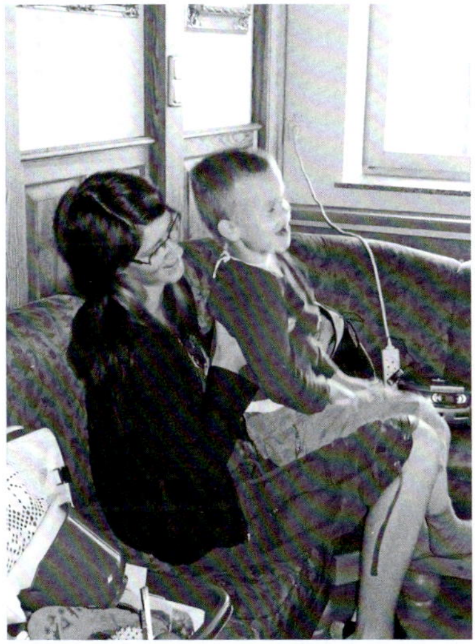

Abb. 34: Der I-Helfer und das Kind lernen sich zu Hause in geschützter Umgebung kennen

Fragen Sie beim Arbeitgeber des I-Helfers freundlich nach, wie viele autismusspezifische Fortbildungen ermöglicht werden. Stellen Sie dem I-Helfer Literatur zur Verfügung. Sind Sie selbst der Arbeitgeber, suchen Sie nach geeigneten Workshops, die Sie über das persönliche Budget finanzieren.

Die Aufgaben eines Integrationshelfers sollten vor der Aufnahme seiner Tätigkeit klar definiert sein. Viele Fachleute können bereits Erfahrung als I-Helfer vorweisen, haben jedoch noch nie mit einem Kind mit ASS gearbeitet. Laden Sie den I-Helfer ein, sich mit den Fachleuten Ihrer Autismusberatungsstelle auszutauschen. Einige Autismus-Therapieanbieter bieten gezielt Trainingskurse für I-Helfer an.

Wenn die Schule beginnt, achten Sie darauf, das Kind nicht mit Anforderungen, Regeln, Erwartungen und Verboten zu überhäufen. Die beste Vertrauensgrundlage wird geschaffen, wenn der I-Helfer sich in den ersten Wochen vor allem auf den Beziehungsaufbau konzentriert und nicht einfach als fremde Person beginnt, ausschließlich Anforderungen an das Kind zu stellen.

Auch nach der Kennenlernphase sollten mindestens 75 % der Interaktionen zwischen I-Helfer und seinem Schüler positiv gestaltet werden: wertschätzend, fröhlich, aufmunternd, animierend, lobend, begleitend, unterstützend, verständnisvoll und respektvoll. Er sollte am besten überhaupt nicht schimpfen oder kritisieren. Dies hat in einigen Fällen sogar den Effekt, dass unangemessenes Verhalten noch verstärkt wird!

Natürlich sollte sich der I-Helfer stets mit den Lehrern austauschen, um genau definieren zu können, was diese von ihm erwarten. I-Helfer und Lehrer arbeiten in einem Team, um dem Kind die aktive Teilnahme am Unterricht zu ermöglichen. Einige Kinder bewältigen den Schulstoff ohne Probleme und benötigen ausschließlich Hilfestellung bei der Kommunikation, dem Sozialverhalten und der Interaktion. Viele I-Helfer fungieren bei Interaktionen als „Dolmetscher“ zwischen Autisten und neurotypischen Mitschülern, übersetzen zum Beispiel Ironie oder Körpersprache. In vielen Fällen ist es jedoch die Aufgabe des I-Helfers, in Absprache mit Sonderpädagogen und Lehrern Arbeitsblätter anzupassen, Überreizung zu erkennen und zu vermeiden, Pausen im rechten Moment einzurichten, um Überforderung zu vermeiden, und das angemessene Lern- und Sozialverhalten des Kindes zu loben und zu verstärken. Vielen Schülern mit ASS helfen visuelle Pläne und Handlungsvorgaben aus Bildern oder Piktogrammen, wie sie in TEACCH oder

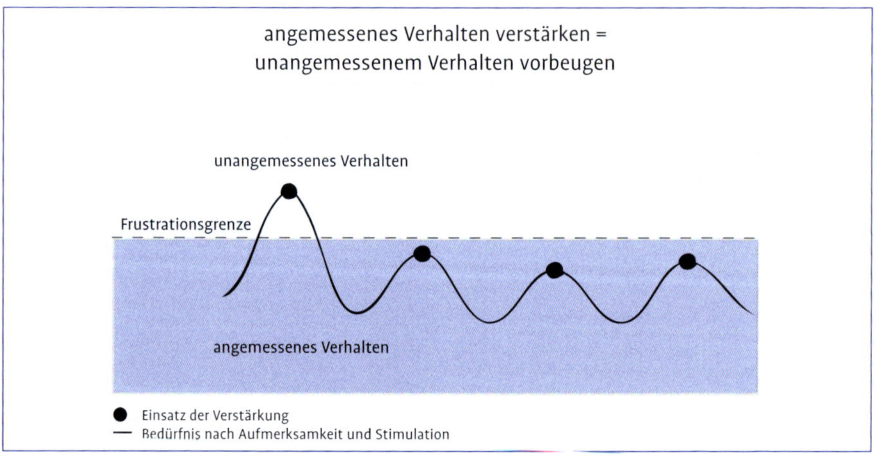

Abb. 35: Darauf achten, Verstärker nicht erst dann einzusetzen, wenn das Verhalten bereits unangemessen ist

PECS® eingesetzt werden. Solche visuellen Hilfen können Sicherheit und Struktur geben. Hier sollte der Autismustherapeut Hilfestellung bei der Umsetzung anbieten können.

Es kann auch sein, dass der I-Helfer ein Kind mit zusätzlichen Aufgaben versorgen muss, wenn es zum Beispiel immer sehr schnell mit den Schulaufgaben fertig ist und dann zu schnell gelangweilt ist.
Viele I-Helfer arbeiten hauptsächlich in den Pausen, um Interaktionen anleiten zu können, um bei Missverständnissen oder Streitigkeiten eingreifen zu können und um das Sozialverhalten des Kindes und das Verhalten anderer mit dem Kind nach der Pause zu reflektieren. Individuelle Zielsetzungen werden im Team besprochen. Ist das Ziel vornehmlich Sozialverhalten, muss der I-Helfer die Pause zur Anleitung nutzen und kann nicht dann eine Pause machen, wenn die für den Schüler wichtigsten Lernchancen entstehen. In so einem Fall findet der I-Helfer nach Absprache mit den Lehrern dann Pausenzeiten für sich selbst, wenn der Schüler im Unterricht keine Unterstützung benötigt.
I-Helfer stehen oft unter dem Druck, es den Lehrern und Eltern des Kindes recht machen zu müssen. Bieten Sie dem I-Helfer regelmäßigen Austausch an, zum Beispiel durch ein „Logbuch“ und wöchentliche Telefonate.

Logbuch

Dieses Mitteilungsheft dient dem Austausch zwischen Schule und Zuhause und wird meist vom I-Helfer geführt. Mindestens 75 % der Bemerkungen in diesem Heft sollten positiv sein! Das zu betreuende Kind wird nicht lernen, wenn man sich ausgiebig darüber austauscht, was es alles falsch gemacht hat, wann es Ärger gab, was es nicht konnte oder wann es unangemessenes Verhalten zeigte. Nutzen Sie das Logbuch, um Ihren Blick auf alle angemessenen Verhaltensweisen und Reaktionen des Kindes zu richten.

Die Eltern werden sich freuen und können ihr Kind noch einmal zu Hause loben und ermutigen, wenn sie zum Beispiel lesen:

- *C. hat sich heute im Musikraum ganz ohne Anleitung neben einen Schüler gesetzt.*
- *C. hat sich in Mathe gemeldet und wurde drangenommen (die Antwort war zwar nicht korrekt – aber das ist egal!)*
- *C. hat laut und deutlich seine Antwort vorgetragen, sodass jeder ihn verstehen konnte.*
- *C. hat in Deutsch nach den Ohrenschützern gefragt und hat dann ganz allein begonnen, das Arbeitsblatt zu bearbeiten.*

Wenn auch die Lehrerin einmal etwas ins Logbuch eintragen möchte, was ihr sehr positiv aufgefallen ist, oder einen Eintrag mit einem Smiley, Stempel oder Sticker unterstreichen möchte, darf sie dies natürlich sehr gerne tun! Es ist für die Eltern von Kindern mit

ASS gleichermaßen wichtig, ihren Fokus auf das Positive zu richten, was im Alltag oft schwerfällt.
Wenn Sie zur Information der Eltern einmal eine weniger erfreuliche Begebenheit notieren, erläutern Sie auch, wie es dazu kommen konnte. Beispiel: „*Carlo hat heute schreiend seine Federmappe an die Tafel geworfen. Zuvor durften sich die Schüler eines von drei Aufgabenblättern auswählen. Das Blatt, das Carlo am liebsten bearbeitet hätte, war jedoch schnell vergriffen und Carlo war es nicht möglich, seinen Frust anders zu äußern.*“

Eine solche Situation sollte zeitnah mit den Lehrern oder mit den Eltern, besser noch mit einem Förderschullehrer, dem Autismusberater/-therapeuten oder ABA-Berater des Kindes besprochen werden, um schnell gemeinsam an einer Strategie zu arbeiten, die dabei hilft, dass ein solches Verhalten nicht wieder vorkommt.

Beispiel:

„In Absprache mit Carlos Lehrerin haben wir entschieden, dass Carlo sich in ähnlichen Situationen als Erster eine Aufgabe wählen darf. Wir möchten ihm auch zeigen, wie er seinen Frust angemessener zum Ausdruck bringen kann: Er soll kräftig auf die Erde stampfen und uns sagen, dass er eine Pause braucht. Auf dem Schulhof darf er dann wütend herumspringen und laut schimpfen!“

Es ist wichtig für die Eltern, zu verstehen, welche Strategien in der Schule eingesetzt werden, um ihrem Kind zu helfen. Auf keinen Fall sollten Eltern die unerfreuliche Begebenheit noch einmal zu Hause mit dem Kind besprechen oder gar schimpfen. Die Notiz dient lediglich der Information der Eltern.

Der I-Helfer sollte das, was er ins Logbuch schreibt, möglichst auch mit seinem Schützling besprechen. Alle positiven Beobachtungen sollten dem Schüler spätestens am Ende der Stunde mitgeteilt werden, besser noch direkt nach dem gewünschten Verhalten. Herausfordernde Situationen bespricht man am besten mit einem zeitlichen Abstand, wenn sich alle beruhigt haben.

Ist der I-Helfer auf sich allein gestellt und kann herausfordernde Situationen nicht mit einer qualifizierten Person besprechen, muss dringend ein Hilfeplangespräch oder ein Runder Tisch einberufen werden. Ist niemand verfügbar oder in der Lage, dem Schulteam zu helfen, Strategien bei unangemessenem Verhalten zu entwickeln, sollte ein Wechsel des zuständigen Therapeuten oder des Förderzentrums erwogen werden.

Merke:

- Im Logbuch sollten mindestens 75 % der Notizen positiv sein.
- Wird etwas Unerfreuliches beschrieben, immer auch notieren, wie es dazu kommen konnte.
- Bitte formulieren Sie dann mögliche Lösungsstrategien. Wie kann man im Vorfeld Frust vermeiden? Was wäre ein gutes alternatives Verhalten? Wie kann man alternatives Verhalten anleiten?

Eltern können dem I-Helfer natürlich auch Nachrichten in das Logbuch schreiben, die für den Schulalltag relevant sein könnten, oder einfach mal „Danke!" sagen.

Um Inklusion auch in anderen Bereichen der Gesellschaft zu erreichen, können I-Helfer Kinder mit ASS auch privat begleiten, um ihnen zum Beispiel die Teilnahme an Ferienaktionen, an Vereinen und Freizeitaktivitäten zu ermöglichen. Diese Betreuungsstunden kann man für Klassenfahrten oder Ferienaktionen direkt beim Amt beantragen oder für Freizeit und Vereine auch über die Betreuung des FED arrangieren.

Tipps für I-Helfer

Viele I-Helfer arbeiten 10–30 Stunden pro Woche, werden aber leider oft schlecht bezahlt. Für einige kann dies finanzielle Engpässe bedeuten und oft wird diese Arbeit daher nur kurzfristig angenommen. Für jedes Kind ist ein Wechsel des I-Helfers jedoch schwer zu bewältigen. Erkundigen Sie sich beim FED, ob es dort die Möglichkeit für einen Minijob gibt. Im Rahmen dieser Nebenanstellung könnten Sie, der I-Helfer, Ihren Schützling eventuell zusätzlich in der Freizeit, bei den Hausaufgaben oder in den Ferien betreuen. Achten Sie in der Schule darauf, dass sie mit Ihrem I-Kind ein Team bilden, sich als Team jedoch nicht von der Klasse abkapseln. Nutzen Sie jede Situation, um die Kommunikation zwischen dem I-Kind und den anderen Kindern anzuleiten und zu ermutigen. Kommt ein Kind zu Ihnen mit einer Frage, die auch das I-Kind beantworten kann, wie: „Habt ihr mal einen Radiergummi?", geben Sie die Frage an das I-Kind weiter. Ermutigen Sie die Klassenkameraden, das I-Kind direkt anzusprechen, auch wenn es nicht immer schnell und verständlich antworten kann. Wenn Ihr I-Kind eine Frage hat, wie: „Welches Heft sollen wir rausholen?", nutzen Sie die Gelegenheit, um ihm zu zeigen, dass es einen Mitschüler fragen soll. Wenn der I-Helfer auch bei anderen Kindern beliebt ist, werden sich die Mitschüler häufig an ihn wenden, und er hat die Gelegenheit, das I-Kind in die Interaktion mit einzubinden. Ob ein I-Helfer direkt beim Kind oder an einem anderen Platz in der Klasse sitzen sollte, muss immer individuell vom Lernverhalten des Kindes abhängig gemacht werden.

Denken Sie immer daran, dass zu viel Hilfestellung die Selbstständigkeit des Kindes hemmen anstatt fördern könnte. Nimmt ein I-Helfer ihm zum Beispiel eine Weile die Aufgabe ab, die Hausaufgaben abzuschreiben, lernt das Kind lediglich, die Aufgabe erfolgreich abzugeben, und nicht, wie es selbst diese Aufgabe bewältigen kann.
Je nach Tagesform oder Zielsetzung mag es aber durchaus sinnvoll sein, dem Kind bestimmte Aufgaben für eine gewisse Zeitspanne abzunehmen. Wenn zum Beispiel bekannt ist, dass Ihr Schützling am Ende der letzten Stunde es gerade noch schafft, seine Sachen in den Rucksack zu packen, jedoch nicht mehr die Konzentration aufbringt, Hausaufgaben zu notieren, kann die Absprache sinnvoll sein, dass Sie die Hausaufgaben notieren, damit der Schüler nicht in eine Situation gebracht wird, in der er überfordert wird, Fehler macht und frustriert ist. Stress und Zeitdruck zu vermeiden ist oft nötig, um erst einmal Teilziele erfolgreich zu meistern (wie den Rucksack einzuräumen). Wenn das Teilziel dann regelmäßig gut und ohne Stress umsetzbar ist, kann damit begonnen werden, den Schüler das Aufschreiben der Hausaufgaben Schritt für Schritt selbst übernehmen zu lassen.
Soll ein Kind lernen, der Lehrerin in den Momenten Aufmerksamkeit zu schenken, wenn sie der Klasse etwas erklärt, ist es vielleicht weniger sinnvoll, wenn der I-Helfer direkt neben dem Kind sitzt, da es sich auf die zusätzliche Hilfe zu sehr verlassen könnte. Warum sollte es der Lehrerin zuhören, wenn es doch weiß, dass der I-Helfer die Aufgabe später noch einmal erklären wird?
Wichtig ist bei allen Kindern, frühzeitig Hilfestellung einzusetzen, anstatt Fehler und somit Frust zuzulassen. Wenn man schon weiß, dass das Kind im Anschluss nicht zuhören wird, sollte man es vorbereiten: „Gleich erklärt die Lehrerin es, hör bitte zu!" Wenn man weiß, dass das Kind nicht mitbekommen wird, wann es die Hausaufgaben abschreiben soll, sollte der I-Helfer dem Kind rechtzeitig den Hinweis geben, diese abzuschreiben. Rechtzeitige Hinweise und Hilfestellung allein können Frust minimieren, fördern jedoch nicht die Selbstständigkeit des Kindes. Loben und verstärken Sie all die Verhaltensweisen des Kindes, die noch nicht selbstverständlich sind, und von denen Sie wünschen, dass das Kind sie in Zukunft öfter zeigt. Geben Sie dem Kind möglichst nach jeder Stunde Rückmeldung über alles, was gut gelaufen ist! Sie können während der Stunde Ihr Logbuch nutzen, um zu notieren, was Ihnen positiv aufgefallen ist. Viele Schüler freuen sich auch über Smileys, Sticker oder Stempel, die als kleine Auszeichnung unter erfreuliche Bemerkungen gesetzt werden.

Sensorische Reize im Unterricht

Viele Kinder mit ASS haben eine mangelnde Wahrnehmungsverarbeitung. Viele Reize werden ungefiltert wahrgenommen und können zu einem Reizchaos, einer Überladung führen. Andere Betroffene nehmen Reize nur diffus wahr, das Gehirn kann Sinnesempfindungen nicht richtig einordnen und der Körper wird nicht richtig „gespürt". Sie suchen deshalb stets Reize, um sich spüren zu können, und werden dadurch im Unterricht zappelig. Auf der anderen Seite können bestimmte Reize als sehr störend empfunden werden, wie Geräusche, Lichteinflüsse und Gerüche, die das Kind versucht zu vermeiden. Es ist für Lehrer wichtig, diese Besonderheiten im Zusammenhang mit ASS zu verstehen, um mit ihnen gemeinsam Strategien zu besprechen, wie man dem Kind im Unterricht auf angemessene Weise helfen kann.

Es ist für einige Kinder sehr sinnvoll, die Umgebung in der Klasse mit sensorischen Reizen anzureichern, damit sie nicht in motorische Aktivität verfallen müssen. Probieren Sie verschiedene Materialien aus, um dem Kind eine sensorische Sitz- oder Fußunterlage zu geben, wie Ballkissen, Kunstgrasmatten, Bohnensäckchen oder mit Reis oder Kastanien gefüllte Deckchen. Man sollte das Kind bitten, jede Möglichkeit einige Tage (für jeweils einige Minuten bis Stunden) auszuprobieren, da man einen Effekt (ruhiges, entspanntes und konzentrierteres Verhalten) meist erst nach einigen Tagen ausmachen kann.

Bei vielen Kindern lässt sich beobachten, dass sie besser zuhören können, wenn sie etwas in den Händen haben. Man kann also versuchen, einem Kind Knautschbälle, Luftballons, die mit Reis oder Linsen gefüllt sind, Fühlsäckchen oder Igelbälle anzubieten. Diese Bälle/Fühlsäckchen sollten nicht visuell ansprechend sein, damit das Kind nicht sie anschaut, sondern zur Tafel oder Lehrerin blickt. Geben Sie dem Kind schon zu Hause oder vor dem Unterricht Gelegenheit, die sensorischen Gegenstände zu befühlen, damit es sich später im Unterricht nicht von den neuen Stimulanzien ablenken lässt. Sagen Sie ihm vor dem Unterricht: „Wenn die Lehrerin etwas erklärt, werde ich dir etwas in die Hand geben, damit deine Hände etwas zum ‚Beschäftigen‘ haben. Wenn sie fertig erklärt hat, dann gibst du es mir wieder und wir arbeiten!“

Probieren Sie die Strategie mit verschiedenen Materialien einige Tage/Wochen aus, um festzustellen, ob es dem Kind hilft, sich besser zu konzentrieren.

Man sollte einem Kind mit Wahrnehmungsstörungen, das schnell unruhig wird und stark nach sensorischen Reizen sucht, Alternativen schaffen, damit es diese Bedürfnisse auf angemessene Weise befriedigen kann. In Absprache mit den Lehrern kann man dem Kind anbieten, auf dem Flur ein wenig zu laufen, Treppen zu steigen oder einen Spaziergang über den Pausenhof zu tätigen. Erlauben die Lehrer aus pädagogischen Gründen auch Arbeitspausen von fünf bis zehn Minuten, bleibt sogar genug Zeit für ein verstärkendes Spiel und Beziehungsaufbau zwischen Kind und I-Helfer. Finden Sie heraus, was dem Kind guttut und als Effekt dazu führt, dass es im Unterricht ruhiger und konzentrierter sein kann. Am besten ist ein Schuhkarton voll mit stimulierenden Alternativen, die man nach Belieben einsetzen kann: Igelball, Knautschball, Kauspielzeug, Fidget Toy, Luftpolsterfolie zum Zerdrücken, eine Aufziehmaus, die sich rüttelt, wenn man an der Schur zieht, eine weiche Bürste, Fühlsäckchen usw. Kindern, die sich vor allem am Mund (oral) stimulieren, Stifte oder Fingernägel kauen, könnte man einen Kauschlauch, Chewy Tubes®, ChewEase oder Kaugummi anbieten. Auch Kritzeln oder das Ausmalen von Bildern (Mandalas) ist eine stimulierende Aktivität, die einigen Menschen helfen kann, sich besser zu konzentrieren, und sollte daher nicht gleich untersagt werden. Auch wir Neurotypischen tun dies oftmals, z. B. beim Telefonieren.

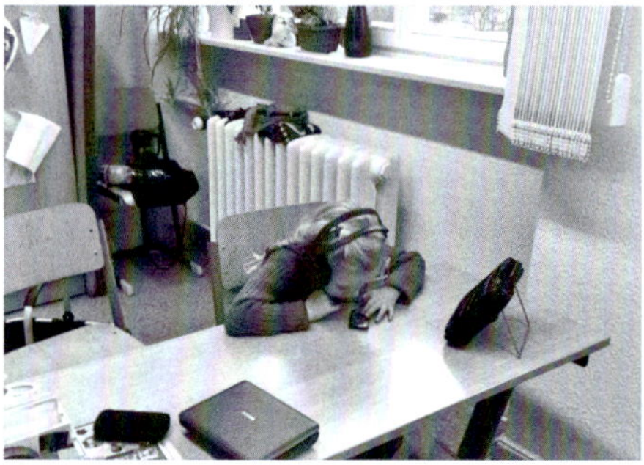

Abb. 36: Musik als Verstärkung in der Schulpause

Bietet man einem unruhigen Kind keine sensorischen Alternativen an, kann dies dazu führen, dass es regelmäßig im Unterricht mit dem Stuhl kippelt, seine Stifte zerkaut, aufspringt, Geräusche macht oder versucht, sich auf andere Weise mit Stimulation zu versorgen. Das wiederum würde den Unterricht stören und man müsste viel Energie einsetzen, um das störende Verhalten zu unterbinden. Fragen Sie daher auch einen Ergotherapeuten, welche Möglichkeiten er kennt, um die Lernsituation mit angemessenen sensorischen Alternativen anzureichern. Für einige Kinder mag es sinnvoll sein, stimulierende Aktivitäten direkt vor dem Unterricht anzubieten. Intensive Wahrnehmungsreize bieten Bewegungsspiele und sportliche Aktivitäten. Wann immer es in den Pausen möglich ist, versuchen Sie herauszufinden, welche Bewegungsspiele dem Kind guttun. Probieren Sie Schaukeln, Körbe werfen, Tischtennis, Gleichgewichtsbretter, Fußball, Klettern, Seilspringen, Hula Hoop und weitere Aktivitäten und beobachten Sie, ob und wie sich anschließend das Verhalten im Unterricht verändert. Solche sensorischen Angebote können bei vielen betroffenen Schülern so regulierend wirken, dass sie im Unterricht ruhiger, aufmerksamer und fokussierter sein können. Daher sollten sensorische Angebote bei den meisten Schülern mit ASS in die Schulroutine eingebaut werden. Vielleicht verfügt Ihre Schule sogar über einen Entspannungs- oder Snoezelraum, den Sie in den Pausen oder vielleicht sogar während des Unterrichts nutzen können. Hier kann man zum Beispiel Tiefenreize anbieten, indem man eine Kissenschlacht macht, den Schüler zwischen Matratzen „quetscht" (nur wenn er es mag), er sich auf eine Massagematte legen, Trampolin springen oder schaukeln kann. Auch visuelle Reize, wie Lichteffekte und Wassersäulen, oder auditive Reize, wie beruhigende Musik, könnten hier angewandt werden. Kennt sich jemand mit Aromatherapie aus, sind auch gezielt eingesetzte Düfte eine wertvolle Ergänzung. Eingesetzt werden sollten ausschließlich die Reize, die dem Kind gefallen und guttun. Diese angenehmen Pausen können auch ganz gezielt als Verstärkung genutzt werden, nachdem der Schüler angemessenes Verhalten gezeigt hat. Sensorische

Reize und Aktivitäten sollten nicht erst dann eingesetzt werden, wenn das Kind bereits erschöpft oder überfordert ist, sondern direkt nach einer Phase guter Mitarbeit oder einer anspruchsvollen sozialen Interaktion, wenn das Kind gut gewartet, gut zugehört oder sich bemüht hat. So verstärkt man das angemessene Arbeitsverhalten und verhindert zugleich, dass das Bedürfnis nach Stimulation zu groß wird (siehe auch Abb. 35).
Oft wird empfohlen, sensorischen Input oder Pausen dann anzubieten, wenn das Kind unruhig wird, wenn es sich bereits beschwert, wenn es müde ist, zu arbeiten aufhört, sich verweigert oder wenn es unangemessenes Verhalten zeigt. Dies kann jedoch dazu führen, dass diese unangemessenen Verhaltensweisen verstärkt werden. Bietet man dem Kind verstärkende Aktivitäten an, wird immer das Verhalten verstärkt, welches als Letztes gezeigt wurde. Der I-Helfer benötigt natürlich Zeit, um das Kind genau einschätzen zu können. Er muss ein Gefühl dafür entwickeln, wann und wie lange es sich konzentrieren kann und in welchen Momenten es wahrscheinlich bald unruhig werden würde, um vorher darauf reagieren zu können.
Ist das Kind oft ärgerlich oder aggressiv, hat es kein Ventil für Frust oder hat einfach zu viel Energie, kann ein Boxsack oder ein Schlagzeug hilfreich sein. Man kann dem Kind beibringen, gezielt danach zu fragen, wenn es das Bedürfnis verspürt, auf etwas einschlagen zu müssen. Das Kind sollte sich mit einer angemessenen Alternative abreagieren dürfen, Aggressionen sollten frühzeitig umgelenkt werden. Ist der Ärger oder die überschüssige Energie abgelassen, kann es mit der Schulroutine weitergehen. Oftmals empfinden Menschen mit ASS die Geräuschkulisse einer Klasse als sehr störend. Wenn auditive Reize ungefiltert auf das Kind einprasseln, kann dies schnell zur Überforderung führen. Bieten Sie Hörschutz (Ohrenschützer) an, die das Kind z. B. beim Bearbeiten von Aufgabenblättern aufsetzen kann. Dies ist meist besser umsetzbar, als das Kind regelmäßig aus der Klasse nehmen zu müssen. Auch ein Sichtschutz, wie z. B. ein Pappaufsteller, kann dafür sorgen, störende visuelle Reize zu reduzieren und eine bessere Lernumgebung für den betroffenen Schüler zu schaffen. Hör- und Sehvermögen sollten auch bei Menschen mit ASS von entsprechenden Fachärzten geprüft werden. Oftmals liegt einer Lernschwäche eine Reizverarbeitungsstörung dieser Bereiche zugrunde.

Pausen, sensorische Stimulation, Spiel, Lob, Anerkennung und Tokens sollten immer direkt nach angemessenem Verhalten eingesetzt werden.

Verstärkung in der Schule

Kinder mit ASS können sich in der Schule gut entwickeln, wenn sie mit den Reaktionen umgeben werden, die sie von außen als Feedback benötigen, um zu lernen, welche

Verhaltensweisen erwünscht sind und sich lohnen. Viele Kinder mit ASS machen leider die Erfahrung, dass ausschließlich das thematisiert wird, was sie falsch machen, was unerwünscht ist und was sie nicht können. All das bringt jedoch keinen Lernerfolg. Konzentrieren Sie Ihren Blick auf all das, was das Kind schafft, was es gut macht, was es versucht, sich traut. Verstärken Sie gerne durch ehrliche, anerkennende Worte, wie: „Ich sehe, du hast dich total angestrengt!", und Lob wie: „Das finde ich super!" Unterstreichen Sie Ihr Feedback durch entsprechende fröhliche Mimik und Gestik. Wenn Ihr Schüler dies mag, können Sie gerne etwas übertreiben. Verstärken Sie vor allem den Weg, also den Versuch, die Anstrengung, den Willen und den Einsatz des Kindes, und nicht immer nur das Ziel, wie ein fehlerfrei bearbeitetes Blatt. Denken Sie daran, dass ein Ziel meist aus vielen kleinen Schritten besteht, die man einzeln verstärken kann, bis das große Ziel überhaupt erst möglich wird. Setzen Sie Verstärkung ein, wenn das Kind eine Herausforderung mit weniger Hilfe bewältigen konnte als beim Mal zuvor. Will man im Unterricht gezielt gewünschtes Verhalten aufbauen, sollten zuvor zwei Listen angelegt werden: eine individualisierte Verstärkerliste und eine mit den Verhaltensweisen, die verstärkt werden sollen. Die Verstärkerliste ist eine Sammlung besonderer Dinge und Aktivitäten, die für das Kind besonderen Wert haben und die es nicht täglich in unbegrenzter Menge bekommen kann. Auf keinen Fall sollte es durch gezielte Verstärkung mehr Zugang zu ungesundem Essen oder Medienkonsum erhalten. Es soll lediglich die Erfahrung machen, dass es durch sein angemessenes Verhalten direkt die guten Dinge erhalten kann. Es sollten mindestens 20 verstärkende Dinge und Aktivitäten gefunden werden, die man im oder direkt nach dem Unterricht einsetzen kann.

Beispiel Carlo

Verstärkerliste für den Schulunterricht:

1. Fidget Toy	11. Jojo spielen
2. 5 Min. Musik hören über Kopfhörer	12. zum Aquarium gehen und 5 Min. Fische gucken
3. Kaugummi	13. Waldmeisterbrause
4. Traubenzucker	14. im Flaggenbuch herumblättern
5. 10 Min. Computer spielen	15. schaukeln
6. im Chillraum ausruhen	16. gemeinsam Körbe werfen
7. Milchschnitte kaufen	17. gemeinsam Darts spielen
8. auf Schulhof Trampolin springen	18. 5 Min. Handyspiel spielen
9. Micky Maus-Heft	19. im Musikraum Schlagzeug spielen
10. auf Karopapier kritzeln	20. mit Kreiseln spielen

Wichtig ist, dass diese Verstärker im oder nach dem Unterricht einsetzbar sind, ohne die anderen Mitschüler zu stören. Es muss mit dem jeweiligen Lehrer besprochen werden, was umsetzbar ist. Kann der I-Helfer mit dem Kind zum Beispiel nach erledigter Aufgabe das Klassenzimmer verlassen, um außerhalb der Klasse etwas Angenehmes zu unternehmen? Die Lehrer müssen nachvollziehen können, dass es Sinn macht, einem Schüler eine Pause zu gewähren, wenn er gerade gut mitgemacht hat, um Überforderung und Frust zu vermeiden. Schüler, die oft Überforderung und Frust erfahren, zeigen in Klassenzimmern nicht selten stark unangemessenes Verhalten und werden dann aus dem Klassenraum geschickt, wenn das Verhalten bereits den Unterricht massiv stört. Das wird in Zukunft wahrscheinlich dazu führen, dass das Kind erneut stark unangemessenes Verhalten im Unterricht zeigt, um wieder aus der Klasse geschickt zu werden. Dreht man den Spieß einfach um und gewährt Pausen dann, wenn der Schüler gut mitgemacht hat und noch bevor er überlastet ist, vermeidet man unangemessenes Verhalten in der Klasse und verstärkt angemessenes Verhalten. So sichert man eine erfreuliche Entwicklung und reduziert Stress für alle Beteiligten.
Man kann und sollte das betroffene Kind in die Erstellung der Liste mit einbeziehen und es fragen, was es sich wünscht, auch, um die Liste regelmäßig erweitern zu können. So bleibt die Auswahl fortlaufend attraktiv.

Die Liste der zu verstärkenden Verhaltensweisen sollte der I-Helfer zusammen mit den Lehrern und Eltern erstellen. Sie ergibt sich aus den Beobachtungen von schwierigen Situationen und Problemverhalten. Immer wenn man ein unangemessenes Verhalten beobachtet, beschreibt man das alternative, angemessene Verhalten, das das Kind in einer ähnlichen Situation zeigen sollte. Wenn man Problemverhalten beobachtet, sollte man auch überlegen, was der Auslöser für das Verhalten war. War die Aufgabe zu lang, zu schwer? Wurde zu wenig Hilfestellung gegeben? Gab es zu viel Ablenkung, zu viel störende Reize? War die Umgebung zu neu, zu unruhig? Vielleicht reagierte der Schüler auf eine neue fremde Situation, vielleicht hat ein neuer Lehrer eine Anforderung gestellt oder ein Mitschüler etwas gesagt, was Ihren Schützling gestört hat? Oftmals lassen sich solche Auslöser herausfinden. Beim nächsten Mal kann man dann die Umgebung entsprechend verändern, um es Ihrem Schüler leichter zu machen, sich angemessen zu verhalten. Hat man erst einmal die Auslöser (Antezedenten) für unangemessenes Verhalten identifiziert und reduziert, kann man den Fokus auf all die Situationen richten, in denen das Kind mit ASS angemessenes und erwünschtes Verhalten zeigt. Man kann natürlich auch ganz spontan ein tolles Verhalten verstärken, das gar nicht auf der Liste steht. Sie lernen Ihren Schützling immer besser kennen und können daher auch spontan erkennen, welches Verhalten für das Kind außergewöhnlich und nicht selbstverständlich ist. Hat man mehrere Zielverhalten definiert, sollte man unvorhersehbar und variationsreich sowie mit unterschiedlicher Intensität und Dauer verstärken und loben. Es sollte sich dabei kein Muster einschleichen. Dies könnte dazu führen, dass der Schüler bestimmte Verstärker einfordert oder zu verhandeln beginnt.

Es wird stets das angemessene, erwünschte Verhalten notiert.

Beispiel Carlo

Liste der zu verstärkenden Verhaltensweisen:

1.	Carlo wartet	9.	Carlo lässt es zu, eine Aufgabe abzubrechen, wenn die Stunde zu Ende ist
2.	Carlo bleibt ruhig, wenn es Veränderungen im Ablauf gibt	10.	Carlo lässt es zu, wenn die I-Helferin ihn auf einen Fehler aufmerksam macht
3.	Carlo fragt einen Mitschüler nach Information/Hilfe	11.	Carlo bringt die fertige Aufgabe nach vorn zum Tisch der Lehrerin
4.	Carlo bleibt in der Reihe vor der Sporthalle stehen	12.	Carlo meldet sich
5.	Carlo geht angemessen an der Hand eines anderen Kindes	13.	Carlo spricht, wenn er dran ist, so laut, dass ihn alle in der Klasse verstehen können
6.	Carlo hört der Lehrerin zu	14.	Carlo löst still sein Aufgabenblatt
7.	Carlo beginnt sofort mit seiner Aufgabe	15.	Carlo ist still, wenn andere vor der Klasse sprechen
8.	Carlo steckt sein Arbeitsmaterial sofort in den Ranzen		

Die großen Ziele werden im Hilfeplangespräch definiert. Die kleinen Ziele, die täglich sichtbaren, leicht zu verstärkenden guten Verhaltensweisen, können der I-Helfer und Lehrer gemeinsam beschreiben und regelmäßig überarbeiten. Für die meisten Kinder mit ASS in Regelschulen bestehen die Fernziele in Inklusion, angemessenem Lern- und Sozialverhalten bzw. darin, dass das Kind einen ganzen Schultag durchhält, ohne unangemessenes Verhalten zu zeigen, es nicht vor Aufgaben und Lernumgebungen flüchtet, sich anleiten lässt und Bereitschaft zeigt, mitzumachen. Sind diese Grundlagen noch nicht gefestigt, sind kognitive Ziele, also schulische Lerninhalte, kaum umsetzbar.
Es können im Verlauf der Zeit natürlich weitere Verhaltensweisen dazukommen, die man verstärken möchte, oder man kann solche von der Liste nehmen, die Carlo mittlerweile häufig genug und selbstständig zeigt. Man sollte vorher die Liste zusammen mit Carlo

durchgehen und ihm erklären, dass dies genau die Verhaltensweisen sind, die man sich von ihm wünscht. Sprechen Sie ihm Mut zu: „Ich bin sicher, du kannst das schaffen!", und geben Sie Sicherheit: „Wenn du Hilfe benötigst, helfe ich dir!" Wird ein Zielverhalten regelmäßig und ohne Hilfestellung gezeigt, wird die Verstärkung immer sporadischer eingesetzt und irgendwann gar nicht mehr, wenn das Verhalten häufig genug sicher und selbstständig eingesetzt wird.

Zu einem Verstärkerplan empfiehlt es sich, immer einen Vertrag zu schreiben, der sehr positiv formuliert ist.

Vertrag zwischen Frau Müller und Carlo

1. Frau Müller achtet immer darauf, was Carlo gut macht, und entscheidet, wann er etwas von der Verstärkerliste bekommt. Sie lobt ihn immer wieder, um ihm zu zeigen, was er alles richtig macht.

2. Frau Müller ist da, um Carlo die Mitarbeit in der Schule zu erleichtern. Sie achtet darauf, dass er nicht in Stress oder Zeitdruck gerät und bietet ihm Pausen an, bevor er nicht mehr kann. Er darf Frau Müller immer sagen, wenn es ihm nicht gut geht.

3. Frau Müller nimmt Carlo vorerst folgende Aufgaben ab, damit er sich auf andere Aufgaben konzentrieren kann:
   - Buch, Seite und Aufgabennummer notieren,
   - Hausaufgaben notieren,
   - Aufgabenblätter mit Datum und Namen versehen.

4. Frau Müller und die Lehrer bestimmen, wann es einen Verstärker gibt und wie viele bzw. wie lange. Frau Müller stellt, wenn es nötig ist, auf der Handyuhr eine Minutenanzahl ein. Wenn es klingelt, wird der Verstärker abgegeben.

5. Wenn Carlo nach einem Verstärker fragt, kann er diesen gerne bekommen, wenn er eine Aufgabe erfüllt, die ihm gegeben wird.

6. Wenn Carlo eine Frage hat, die ihm seine Tischnachbarn beantworten können, hilft Frau Müller ihm zu fragen.

Frau Müller	Carlo	Datum

Abb. 37: Muster eines Vertrags zwischen I-Helferin und Carlo

Es ist sehr wichtig, dass das Kind versteht und nachvollziehen kann, welche Ziele gesetzt werden und warum. Besprechen und erklären Sie dem Kind alle Ziele und vertraglichen Inhalte. Nutzen Sie gegebenenfalls Bilder oder Piktogramme, um die Absprachen visuell zu verdeutlichen. Formulieren Sie im Vertrag verbindliche Absprachen. Das Kind soll verstehen, dass alle – Eltern, Lehrer und I-Helfer – an einem Strang ziehen und in Absprache miteinander die Ziele auswählen. Vielleicht macht es Sinn, dass auch die Eltern den Vertrag unterschreiben. Das Kind soll verstehen, dass es alle Hilfestellung bekommt, die es benötigt, um erfolgreich zu sein. Wenn Sie einen Vertrag unterschreiben, kann dies den Alltag in der Klasse sehr erleichtern, da man sich in herausfordernden Situationen immer wieder auf die vertraglich festgelegten Absprachen beziehen kann und so Diskussionen mit dem Schüler deutlich reduziert werden.

| Schlussbemerkung und Checkliste bei Autismus

Um Ihnen einen groben Überblick über den Inhalt dieses Ratgebers zu geben, um Gelesenes zu vertiefen und um einen kurzen Leitfaden zur Orientierung zu haben, möchte ich Ihnen zum Schluss eine „Autismus-Checkliste" zusammenstellen. Ich bedanke mich herzlich für das Lesen dieses Ratgebers und wünsche Ihnen in der Arbeit mit ASS-Betroffenen Menschen alles erdenklich Gute.

Checkliste bei Autismus

- Bei einem Verdacht auf ASS suchen Sie einen Spezialisten auf, der ASS diagnostizieren kann. Wenden Sie sich an eine Früherkennungsstelle oder an ein Sozialpädiatrisches Zentrum (SPZ).
- Erhalten Sie eine Übergangsdiagnose oder Verdachtsdiagnose, beginnen Sie sofort mit Frühförderung. Lassen Sie sich dort intensiv beraten.
- Beantragen Sie Ergotherapie, Logopädie oder Physiotherapie, wenn Ihr Kind Förderung in entsprechenden Bereichen benötigt. Diese Heilmittel werden durch die Krankenkasse finanziert, vom Haus- oder Kinderarzt verschrieben.
- Beantragen und suchen Sie mithilfe der Frühförderung einen geeigneten Kindergarten, zum Beispiel einen heilpädagogischen, einen integrativen oder einen Sprachheilkindergarten.
- Die Frühförderung endet, sobald das Kind in einem speziellen Kindergarten zusätzliche heilpädagogische Betreuung erhält.
- Versuchen Sie so schnell wie möglich eine ASS-Diagnose zu bekommen, um autismusspezifische Förderung zu erhalten.
- Wenn Sie eine offizielle ASS-Diagnose haben, wählen Sie zwischen der autismusspezifischen Betreuung durch ein Autismus-Therapie-Zentrum in Ihrer Nähe oder einem ABA-Anbieter. Nehmen Sie Kontakt auf und lassen Sie sich bei der Beantragung der Kostenübernahme helfen.
- Beantragen Sie Eingliederungshilfe beim Jugend- oder Sozialamt. Dies kann einige Monate dauern. Die Betreuung durch die Frühförderung endet mit der Betreuung durch Autismusförderung oder ABA-Anbieter.
- Wenn Sie Fragen oder Probleme haben, wenden Sie sich an die Autismusfachleute! Bitten Sie um spezielle Beratung für Geschwister, Familie, Schule, I-Helfer, Umfeld,

usw. Wenn Ihnen die Fachleute nicht wirklich helfen können, wechseln Sie zunächst den Therapeuten, dann den Leistungsanbieter!

- Stellen Sie einen Antrag auf Pflegegeld. Lassen Sie das Kind zu Ihrer Entlastung einige Stunden pro Woche durch einen FED betreuen oder durch eine Person, die sie aus dem Budget der Verhinderungspflege bezahlen. Nutzen Sie die Zeit für sich selbst, für Entspannung, für Ihre Hobbys, Sport, für Ihre Beziehung und für Ihre anderen Kinder.
- Klären Sie den Kindergarten, die Schule, die Familie, die Geschwister, Großeltern und Ihre Bekannten über die Besonderheiten von ASS auf.
- Finden Sie mithilfe ihres Autismusberaters eine geeignete Schulform. Falls erforderlich, beantragen Sie frühzeitig einen I-Helfer.
- Wenn nötig, stellen Sie einen Antrag auf Feststellung eines sonderpädagogischen Förderbedarfs.
- Ab der dritten Klasse können Sie mit dem Schulteam einen Nachteilsausgleich erwirken.
- Versuchen Sie, die Aufgaben innerhalb der Familie gerecht aufzuteilen. Minimieren Sie Stress und Belastung, leisten Sie sich eventuell eine Haushaltshilfe, hier bietet der Entlastungsbetrag der Pflegekasse eine finanzielle Unterstützung.
- Beantragen Sie eine Mutter-Kind (Vater-Kind)-Kur.
- Nehmen Sie in den Urlaub eine Betreuungskraft mit, die Ihr Kind gut kennt und sehr gern hat.
- 80–90 % aller Ehen werden geschieden, wenn ein Kind von ASS betroffen ist. Ein besonderes Kind ist immer eine besondere Belastungsprobe für eine Beziehung. Bitte nehmen Sie frühzeitig Eheberatung, systemische Beratung oder Marte Meo in Anspruch, um sich als Team zu festigen.
- Nehmen Sie sich jeden Tag gezielt Zeit für jedes einzelne Geschwisterkind. Sprechen Sie gezielt Nachmittage oder Abende ab, an denen Sie ausschließlich etwas mit den Geschwisterkindern unternehmen. Geschwister von ASS-Betroffenen müssen in Sachen Aufmerksamkeit und Zuwendung oft zurückstecken. Sie ertragen dies meist kommentarlos, leiden jedoch oft darunter, dass das von ASS betroffene Kind viel mehr Zuwendung erhält.
- Sollte Ihr Kind Schwierigkeiten haben, Freundschaften zu knüpfen, laden Sie regelmäßig Schulfreunde ein und unternehmen Sie gemeinsam interessante Aktivitäten. Suchen Sie eventuell für Ihr Kind einen Verein, ein Hobby oder eine Sportart.
- Nehmen Sie über das lokale Autismuszentrum, durch Internetforen, durch Inklusions- oder Behindertenfördervereine in Ihrer Nähe Kontakt zu anderen Betroffenen auf. Schließen Sie Freundschaften mit anderen betroffenen Familien.
- Besuchen Sie Informationsveranstaltungen und Vorträge zum Thema Inklusion, Behinderung, ASS oder zu ähnlichen Themen in Ihrer Gegend. Lesen Sie Bücher über ASS, besuchen Sie Workshops und bilden Sie sich weiter. Werden Sie der Experte für Ihr Kind!

Abkürzungsverzeichnis

ABA	Applied Behavior Analysis *(dt.: angewandte Verhaltensanalyse)*
ABA/VB	Applied Behavior Analysis with Verbal Behavior
ABC	Autism Behavior Checklist
ADI-R	Autism Diagnostic Interview
ADOS	Autism Diagnostic Observation Schedule
ASD	Autism Spectrum Disorder
ASS	Autismus-Spektrum-Störung
BACB	Behavior Analyst Certification Board®
BCaBA	Board Certified Assistant Behavior Analyst®
BCBA	Board Certified Behavior Analyst®
BCBA-D	Board Certified Behavior Analyst/Doctor®
BRK	Behindertenrechtskonvention
CARS	Childhood Autism Rating Scale™
ET	Ergotherapie
FC	Facilitated Communication *(dt.: gestützte Kommunikation)*
FED	Familienentlastender Dienst
FSK	Fragebogen zur sozialen Kommunikation
FSJ	Freiwilliges Soziales Jahr
FuD	Familienunterstützender Dienst
GdB	Grad der Behinderung
GU	Gemeinsamer Unterricht
IFEN	Institut für EEG-Neurofeedback
HEP	Heilerziehungspfleger
HPG	Hilfeplangespräch
MDK	Medizinischer Dienst der Krankenkasse
UK	Unterstützte Kommunikation
PDD-NOS	Pervasive Developmental Disorder – Not Otherwise specified *(dt.: Nicht näher spezifizierte tiefgreifende Entwicklungsstörung)*
PECS®	Picture Exchange Communication System™
RBT	Registered Behavior Technician®

SGB	Sozialgesetzbuch
SI	Sensorische Integration
SPU	Sonderpädagogischer Unterstützungsbedarf
SRS	Skala zur Erfassung der sozialen Reaktivität
TEACCH	Treatment and Education of Autistic and related Communication handicapped Children *(dt.: Behandlung und pädagogische Förderung autistischer und in ähnlicher Weise kommunikationsbehinderter Kinder)*
VB	Verbal Behavior

Links und Tipps

Internetseiten

www.aspies.de – u.a. Zeitschrift von ASS-Betroffenen
www.autismus.de
www.autismushamburg.de
www.autismus-koeln.de
www.autismus-unterfranken.de
www.autismus-verstehen.de
www.gesamtschule-friedenstal.de
www.kleine-wege.de
www.martemeoinstitut.de
www.pecs-germany.com
nationalautismassociation.org
www.einfach-teilhaben.de
www.autismmediachannel.com

Zu ABA

www.aba-d.de
www.aba-lernbasis.de
www.autopia-autismus.com
www.aba-duesseldorf.de
www.knospe-aba.de
www.aba-eltern.de
www.aba-intervention.de
www.melodycenter.de
www.glueckspilze-ratingen.de
www.bacb.com

Workshops

lernen-rueckenwind.de/fortbildungen
www.kleine-wege.de
www.autismus-koeln.de
www.ziff.de

Zu Sonderpädagogischer Förderbedarf

www.kmk.org
www.bmas.de

Filmverzeichnis

- A mothers courage
- Ein wuchernder Erdklumpen auf der Seele, F. Kuballa, WDR, 1994
- Snow Cake (2005)
- Adam (2009)
- Temple grandin (2011)

| Literaturverzeichnis

Aarts, M. & Rausch, H. (2009). Marte Meo, Kommunikationstraining – Mir fällt nix ein. Eindhoven: Aarts Production.

Biermann, A. et al. (2003). Resolution zur gestützten Kommunikation.
www.heilpaedagogischeforschung.de/ab0314.htm [23.09.2014].

Brauns, A. (2004). Buntschatten und Fledermäuse: Mein Leben in einer anderen Welt. München: Goldmann Verlag.

Degner, M. Autismuszentrum Kleine Wege „Förderprogramme für Menschen mit Autismus". http://thueringen.de/imperia/md/content/tmsfg/abteilung2/referat23/foerderprogramme_fuer_menschen_mit_autismus-degner.pdf [23.09.2014].

Feiner, T. (2010). Neurofeedback, Einführung und Grundlagen. ET und Reha, 49(1), S. 33–39.

Grandin, T. (2010). Ich sehe die Welt wie ein frohes Tier: Eine Autistin entdeckt die Sprache der Tiere. Berlin: Ullstein Verlag.

Grandin, T. (2006). Thinking in Pictures. My life with Autism. Vintage Press, USA.

Häußler, A. (2012). Der TEACCH Ansatz zur Förderung von Menschen mit Autismus, Einführung in Theorie und Praxis. Dortmund: Borgmann Media.

Häußler, A. (2006). TEACCH – mehr als eine Methode zur Förderung von Menschen mit Autismus. www.team-autismus.de/ [23.09.2014].

Junkers, A. (2013). Tiergestützte Therapie. Idstein: Schulz-Kirchner.

Krigsman, A. (2010). „My child has stomach aches ..." http://www.ageofautism.com/2009/09/the-autism-file-usa-magazine-features-worldwide-autism-mothers-campaign.html. [23.09.2014].

Menze, J. (2012). Autismus und die Lernmethode ABA – Angewandte Verhaltensanalyse. Idstein: Schulz-Kirchner.

Nußbeck, S. (2009). Diagnostik, Häufigkeit und Ursachen von Autismus. In: Bölte, S. Autismus. Spektrum, Ursachen, Diagnostik, Intervention, Perspektiven. Bern: Huber.

Poustka, F., Bölte, S., Schmötzer, G. & Feineis-Matthews, S. (2009). Autistische Störungen. Göttingen: Hogrefe.

Schuster, N. (2007). Ein guter Tag ist ein Tag mit Wirsing. Berlin: Weidler Buchverlag.

Snippe, K. (2022). Autismus – Wege in die Sprache. 4. Aufl. Idstein: Schulz-Kirchner.

Tammet, D. (2006). Elf ist freundlich und Fünf ist laut. Ein genialer Autist erklärt seine Welt. München: Wilhelm Heyne.

Wend-Erdel, M. (2011). Die Finanzierungssituation evidenzbasierter Fördermaßnahmen für autistische Kinder. Berlin: Weidler Buchverlag.

Wertgen, A. (2013). Krankheit und Schule – wie ist das möglich? Idstein: Schulz-Kirchner.